U0538409

天下 雜誌出版
CommonWealth
Mag. Publishing

資深乳醫個管師的全照護筆記

乳癌,不怕!

從用藥、手術到調心,
解答你聽不懂、記不得、想不到的關鍵 80 問

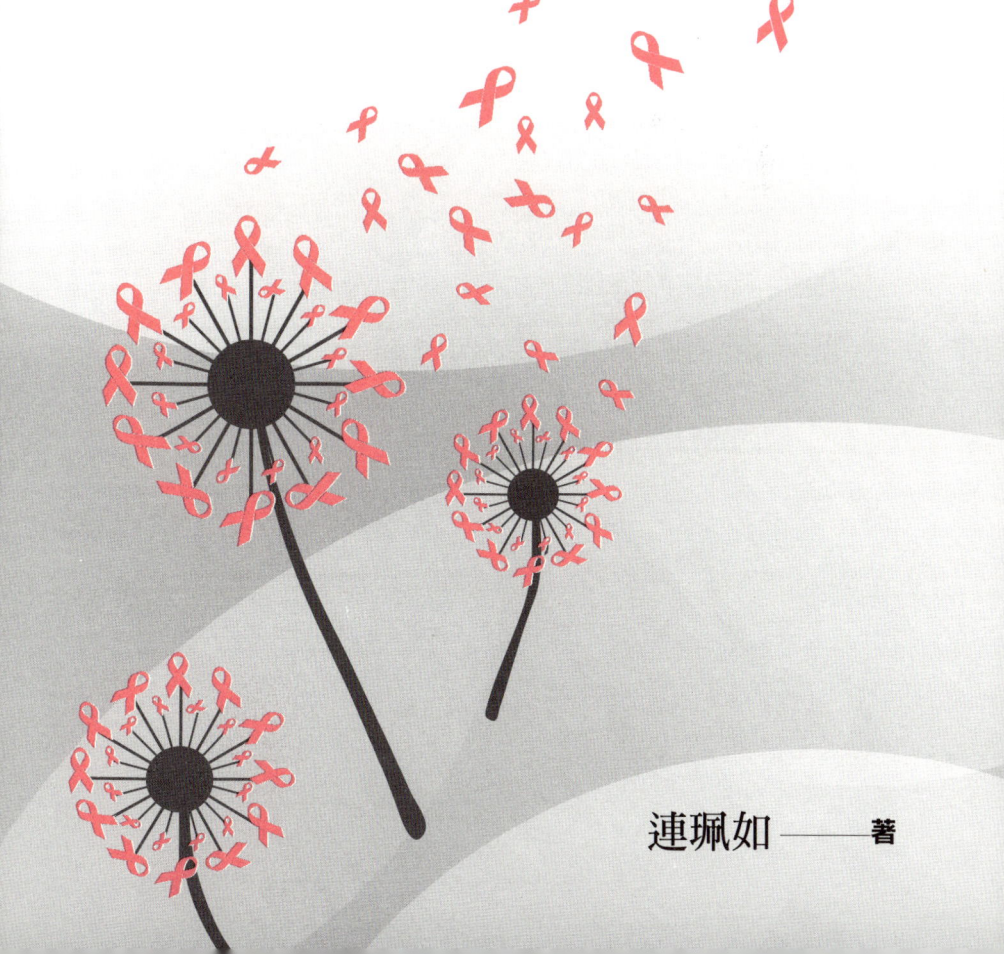

連珮如 —— 著

獻給我的家人、北榮乳醫團隊及病友們,
感謝大家,一路以來用善的力量支持我。
這個世界,因為有愛,所以不怕。

CONTENTS

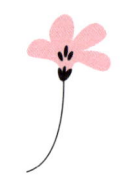

推薦序

每位女性都需要的乳癌照護教戰手冊　陳威明　011

多一分了解讓抗癌旅程更安心，
乳醫多專科團隊是病友的堅實後盾　曾令民　013

各界好評　　018

賈淑麗、魏杏娟、陳昭姿、陳菁徽、
李玉嬋、明金蓮、陳玉枝、蘇連瓔、
黃淑芳、舒夢蘭、潘怡伶

前言　過年返鄉路上，響起的那通電話　　033

Part 1　當醫生宣告：「你得了乳癌……」

第一章　開始治療前的重要準備：
乳癌基本認識與保險　　045

乳癌怎麼分期？	049
乳癌除了分期，還有分型？什麼是三陰性乳癌？	052
確診乳癌很慌亂，如何靠一張表單整理思緒？	053
擔心未來治療要花很多錢， 先釐清自己有哪些商業醫療保險？	053
罹癌申請理賠時， 須有醫療院所的治療或住院單據作證明？	058

第二章　認識乳癌個管師　　063

個管師在乳癌治療團隊的角色？	063

第三章　重要提醒：
　　　　　遺傳基因諮詢與保存生育能力的做法　　073

確診乳癌，需要做遺傳基因檢測嗎？	077
我有 BRCA 異常基因，手術時只能選擇乳房全切除？ 一定要做預防性乳房切除嗎？	078
癌症治療會影響生育能力？治療前要思考哪些問題？	079
乳癌治療結束之後，就可以懷孕生小孩嗎？	081

第六章　放射線治療　163
接受放射線治療前，病人要注意和準備哪些事情？　164
放療會把皮膚燒焦、變黑嗎？不舒服怎麼辦？　165
什麼是手術中一次性放療？　167
左側乳癌的病人接受放療，會不會傷害心臟功能？　168
質子治療和傳統放射線治療相比，有哪些不同？　169

第七章　標靶治療　171
什麼是生物相似藥？它和原廠藥有什麼差別？　174
標靶治療引起手腳起紅疹又破皮疼痛，怎麼辦？　175
我有經濟壓力，無法用自費標靶藥，有沒有其他治療方式？　178
乳癌的抗體藥物複合體有哪些？　180

第八章　荷爾蒙藥物治療　183
使用荷爾蒙藥物，出現疲倦、失眠、熱潮紅，如何改善？　186
偶爾忘記吃泰莫西芬，需補吃嗎？是否會因此產生抗藥性？　188
打了停經針，是否就可以不用吃抗荷爾蒙藥物？　190

第九章　免疫抑制治療　191
免疫治療有哪些副作用？如何處理？　193
近年還有哪些新藥，能用來治療三陰性乳癌？　194
早期三陰性乳癌且帶有 BRCA 異常基因，
有需要自費使用 PARP 抑制劑嗎？　196

第十章　親密關係與心理調適　197

癌症治療期間會不會影響性慾，可以有親密關係嗎？　199

癌症會透過性交傳染嗎？　200

如何保有親密性愛生活？　201

壓力是癌症危險因子？哪些人格特質與癌症的關聯比較高？　205

確定診斷，需要告知哪些人「我得乳癌」？　209

怎麼跟父母說，我確診乳癌？　210

如何告訴年紀還小的兒女「媽媽得癌症」？　213

需要告訴同事、朋友：「我得癌症」嗎？　215

確診癌症要不要辭掉工作，專心調養身體？　216

為什麼病人總是在生氣？照顧者要完全承擔病人的需求和情緒嗎？　220

遇到親友或同事罹癌，哪些話不要說？怎麼互動？　223

治療好辛苦，撐不下去怎麼辦？　228

什麼時候適合復職，回去工作？　228

對任何人、事都提不起勁，是癌疲憊嗎？　232

Part 3　當治療告一段落

第十一章　回歸日常，好好生活　237

討厭那個總是「擔心復發」的自己，怎麼辦？　238

乳癌追蹤時程，何時該做哪些檢查，確認有沒有復發？	240
喜歡游泳、跑步、跳舞這類活動量比較大的運動，何時可以恢復進行？	240
哪些運動有助於預防乳癌復發？該做到什麼程度才有效？	241
常常運動能夠降低壓力荷爾蒙的原因？	243
想要預防乳癌復發，可以怎麼吃？	244
補充營養品會刺激癌細胞生長嗎？飲食上有沒有特殊禁忌？	248
乳癌患者比較容易骨質疏鬆嗎？如何改善？	251
常用香水、香味濃郁的乳液、沐浴乳、止汗劑等，對身體的影響？	252

第十二章 復發警訊與治療　　255

乳癌容易復發或轉移的部位和時間點？	258
確認乳癌復發心緒慌亂，怎麼辦？	260
復發轉移時，就需要作次世代定序（NGS）嗎？	260
轉移性乳癌的治療方式？	264
安寧照護就是放棄治療？	265

後記　**有緣做你的生命陪跑員**	269
附錄	275

推薦序

每位女性都需要的乳癌照護教戰手冊

陳威明

　　真正的美麗，根植於健康的身心。女性占了全球人口的一半，是支撐社會與家庭的基礎，也是溫柔堅韌的力量泉源。因此，每位女性的健康都應該得到最好的照顧。

　　台北榮民總醫院做為國家級的醫學中心，照顧急、重、難、罕見疾病患者是我們的使命。目前本院有超過三分之一的住院病人是癌症患者。同仁齊心合作，竭盡全力，提供以病人為中心的優質醫療與感動服務。2024年初，美國《新聞周刊》公布的「全球最佳醫院」排名中，台北榮民總醫院被選為全世界最佳250家醫院之一，我們將繼續朝著「全民就醫首選醫院，國際一流醫學中心」的目標邁進。

　　面對衝擊人類健康的惡性腫瘤，認識它、戰勝它，幫助癌

友走出生命幽谷，活得好、活得久，是我們臨床醫療人員重中之重的使命。

乳癌是全球及台灣女性的頭號癌症威脅。台北榮總中正樓二樓的乳房醫學中心，在治療與照顧病人方面居全台醫學中心前列。我們提供「一站式服務」，病友在這裡只需一次掛號，即可同時接受乳房外科、腫瘤內科、放射腫瘤科和中醫的診療服務，從抽血到影像檢查都在同一個區域完成，並且能在同一層樓批價、領藥。

除了設計友善的就醫空間與流程，減少病人的奔波，我們的乳癌多專科治療團隊也力求精進，提供病友最新的個人化治療和溫暖貼心的照護。乳癌個案管理師連珮如，擁有近20年的外科護理和個案管理經驗，陪伴乳癌患者走過治療旅程。她與醫師和團隊專家合作，整理出乳癌治療和副作用照顧方式，內容涵蓋復健運動、飲食、親密關係，以及面對復發壓力等疑惑，提供正確實用的解答，幫助病人及家屬，特別是另一半和子女，在癌症治療旅程中得到全人、全程、全家的照顧，勇敢接受治療，減少罹病的恐懼。

這本書是所有女性與男性了解乳癌的必備教戰手冊。我非常樂意，也感到榮幸作序推薦。

（本文作者為台北榮民總醫院院長）

推薦序

多一分了解讓抗癌旅程更安心，
乳醫多專科團隊是病友的堅實後盾

曾令民

　　癌症已連續 42 年位居台灣十大死因榜首，賴清德總統的「健康台灣」政策，提出防癌「3 支箭」，第 1 箭宣示，將在 2030 年減少 3 成癌症死亡率。

　　從衛福部統計的結果分析，台灣乳癌治療成績雖有進步，但女性乳癌的死亡率，2021 年相較於 1995 年，仍增加了 1.56 倍。身為守護女性健康的乳房外科醫師，我們比誰都想解答這個疑問。

　　死亡率增加最大原因，就是乳癌發生率上升速度太快了。

　　根據癌症登記報告，台灣過去 25 年乳癌發生率增加了 3.5 倍，平均每 37 分鐘、每 12 位女性中，就有 1 人罹患乳癌。發生率大幅增加，連帶提高了死亡率。

第二大原因是藥物治療進步，我們沒有完全跟上。

兩個探討乳癌死亡率的大型研究，說明了全球醫界想知道的答案。一是刊登在《新英格蘭醫學雜誌》（*NEJM*），用美國、歐洲的研究數據分析發現，在 2000 年以前，早期診斷跟藥物治療這兩個策略，對降低乳癌死亡率的貢獻強度差不多。但是，在 2000 年以後，可以明顯發現藥物治療對降低死亡率的貢獻比篩檢更重要，效益更高、更強。

另一個大型研究是刊登在 2024 年《美國醫學會期刊》（*JAMA*），用 8 萬多名美國乳癌病人治療成績去做分析，也得出雷同的結論。這份研究指出，從 1975 年到 2019 年，美國乳癌的死亡率大降 58％。再進一步分析，能夠這麼有效降低乳癌死亡率，篩檢的貢獻是 25％；第一期到第三期乳癌藥物治療貢獻 47％；轉移性乳癌的治療貢獻 29％。

換句話說，想要降低乳癌死亡率的 3 支箭是：篩檢、早期和中期乳癌的藥物治療、晚期乳癌治療。儘管政府努力在推行乳癌篩檢，但台灣有高達 7～8％、亦即每年有超過 1200 名的患者，初診斷即是第四期，喪失了治癒乳癌的機會。

藥物進步延長了乳癌病友的存活期，對從事乳房醫學的醫師來說，非常有感。比方，過去是用腫瘤大小和淋巴結決定病人治療方式，腫瘤大等於風險高，要施予很多治療。而現在受

惠於精準病理診斷可知，有些病人的腫瘤大，但不用施予過多治療；有些病人腫瘤不大卻有高復發風險，需要增加治療。透過採集病人的腫瘤切片，找出個別患者的癌症基因異常或變異，精準分類病人適合哪些治療，制定個人化的治療計畫，延長存活期甚至成功治癒。

友善診療空間與專業暖心服務

醫病也要醫心。北榮乳醫中心最大特色是提供一站式整合診療服務。我們把各科門診，以及超音波、乳房攝影、核磁共振等影像檢查，還有抽血、排檢、繳費、領藥等等流程，全都集中在乳醫中心同一樓層，得到病友們的正面肯定。未來希望持續優化服務，例如乳癌病友遠距健康管理，即時監控病人狀況；AI虛擬個管師已設計出近千題乳癌常見的Q&A，患者登入系統，可在第一時間獲得初步解答。

然而，科技畢竟無法完全取代人性。特別在遭逢癌症考驗時，若有醫療人員專業與溫暖的陪伴，常常是病友獲得勇氣與希望，萌生信心度過治療考驗的支持力量。個案管理師在乳癌跨專科團隊中，就是扮演醫院和病人間的溝通協調者，幫助病人減少在治療過程的恐懼和「不正常」感，勇敢完成治療，按時追蹤，重拾健康與自信，返回原來人生軌道。

本書作者珮如在台北榮總有豐富臨床護理的經驗，具有外科專科護理師資格，也是北榮第一位乳癌個管師。回想當時，她主動來詢問、跟著我的門診學習，認識乳癌的診斷和治療，醫師如何告知患者「壞消息」，了解病友因為罹癌造成情緒起伏，珮如盡力達成院內個管師職責，研讀乳癌相關醫學文獻，認真參與乳房醫學會的大小訓練課程。

　　共事時間久了，我瞭解珮如的乳癌照護實力，她也瞭解我的作法，我們對病人照護有默契，有品質。她付出許多時間和心思照顧患者，深獲北榮乳癌團隊大家的肯定。很多時候，她扮演我的分身，幫忙處理病人緊急迫切的問題，有些問題或許不是個管師工作職責規範，但她有能力也有意願為病人想辦法解決，分擔我們很多的辛勞，也得到病患和家屬的感動回饋，院方常常收到向珮如致謝的信函，許多病友會在她生日時，捎來祝福。

　　當然，像我們這樣的醫師和個管師合作模式，不見得適合其他乳癌治療團隊。這也成為珮如撰寫這本乳癌照護書的初心，她把病友在確診乳癌時，聽不懂、記不得、想不到的問題，依循乳癌治療旅程，過來人的經驗分享，一一整理出來解答。書中關於手術、藥物治療、放療等，皆經過乳醫的醫師和專家們審閱，提供最新的正確資訊。

書裡面有好幾位病友,是我的患者,她們克服治療過程中的曲折與辛苦,擦乾眼淚堅毅度過考驗重拾笑容,我為她們感到驕傲。我深信這本書可以幫到更多的乳癌病友與家庭,讓她們在抗癌的路上更順暢與自信。祝福所有罹病的病友們,你們並不孤獨。

(本文作者為台北榮民總醫院副院長暨乳癌團隊召集人)

各界好評

賈淑麗／國民健康署副署長
簡短的承諾，其實是用生命許諾

我不認識連珮如個管師，但從這本書中看見一位真正的護理人員，實踐護理的真諦，助人、救人不僅是護理工作，更是一種與生俱來的使命！

乳癌是影響國人的重大疾病，根據國民健康署統計，2021年台灣乳癌發生人數有15,448人，且呈現逐年增加趨勢，平均發生年齡中位數為57歲。衛福部統計處公布2023年因乳癌死亡人數為2,972人，也呈現逐年增加現象。國民健康署自2010年起推動乳房攝影，希望能透過最有效工具找出早期乳癌，這十多年來每年有超過6000人因接受篩檢而發現癌症，其中有超過4成以上是早期癌症（0+1期）。藉由這本書，希望大家防範於未然，定期篩檢是最重要的防線。

我曾在醫院工作，照顧的第一位癌症病人是位血癌患者，17歲的他愁苦、憤怒的臉一直烙印在我心中，我清楚記得他

離世後我的爆哭,那年我 19 歲。對於生命我們有太多無能為力,但對於生活我相信所有醫護人員跟我一樣,願意也有能力成為病人的陪跑員,像視障朋友跑馬拉松時,那條牽繩會繫住彼此,彼此打氣;一起往終點邁去。

這本書令人敬佩的是,珮如用深入淺出的文字及有系統地介紹,梳理並清楚描繪從告知、治療選擇、治療問題到照護的整個過程,佐以圖示讓閱讀更清晰,讓罹癌者與陪伴者循著脈絡找到屬於自己的方向。全書 12 個章節,除了專業,更有同理與引導。書中幾個故事也每每令我動容,年輕的女孩、懷孕的母親及熱愛舞蹈的中年婦女,每個人的生命不能複製貼上,但每個人生命留下的經驗,可以成為下一個人的借鏡,如同「詩篇 119:105 你的話是我腳前的燈,是我路上的光」,讓人看清楚未來的方向。

「不要怕!我會陪你。」這是多麼令人感動的承諾,我也有乳房纖維囊腫的問題,每半年遵醫囑檢查,我的放射科醫師總是說:「不要擔心,有我在」。我和北榮的曾令民醫師在乳癌防治上合作多年,這群醫護人員總在病人的身邊給予病人及家屬最大的支撐與照護,簡短的承諾是用生命來許諾。

謝謝珮如、謝謝這本書、謝謝書中所有故事的主角,讓生命延續、讓生活安定,乳癌病人不再孤單,因為有我們在!

魏杏娟／華碩文教基金會執行長

癌症旅程的堅強靠山

2020 年，疫情正肆虐全球時，我卻在那時候發現自己「中獎」了，癌症和 COVID 一樣，令人色變、恐懼。在當時沒人敢進醫院，而我必須冒著染疫的風險到榮總做一連串的檢查。很幸運的，我遇到珮如個管師，心中的害怕無助全沒了。珮如耐心且溫柔的為我講解即將面對的手術及術後的療程，並告訴我未來幾年的治療路上，她都會陪在我身邊。

我的閨蜜對我說：「想哭就大哭一場吧！」

我回答：「不會想哭啦。因為我有最專業的醫療團隊，漫長的未來還有暖心的個管師陪伴。從宣布中獎時的接受它，到要處理它，我知道我有最堅實的靠山，我不再害怕恐懼；珮如的陪伴像一顆定心丸，術後的 25 次放療，也是她細心解說如何照護放療後的皮膚，讓我皮膚完美無瑕的做完放療。」

這四年來身邊有多位友人中獎，我都會請珮如陪伴照顧，並與珮如一起鼓勵病友，放寬心接受治療，因為我們不孤單，我們有靠山，這座山充滿愛的力量，陪著我們迎向美麗璀璨的人生。

陳昭姿／第 11 屆立法委員
不要害怕，讓我陪妳一起做功課！

當一個人罹患了癌症，經常演變成一家人的病。那份畏懼與憂慮，會有很長的一段時間籠罩在病人與家屬心中。我在癌症醫院服務超過三十年，目睹過無數病人在初次求醫時的慌亂、等待檢查結果時的焦慮、啟動治療時的恐懼，以及治療過程中難以避免的不適。不少人有幸結束療程進入追蹤期，但也有少數人需要無止境的治療。

如果讓親友知道病情，不少人會熱心的提供各種見解，或推薦各式各樣的營養保健品。有些人是獨自前來醫院接受診治，有些人則有家屬陪同，還有些人由外籍看護陪伴。在疫情最嚴峻的時期，其他陪伴者通常被限制進入治療區。無論處在哪個階段，診斷期或治療期，病人最需要的，除了家人之外，就是來自專業人員的傾聽、支持與鼓勵，並耐心回答他們一個又一個數不完的疑問。最重要的是，這位專業人員最好讓病人感覺到隨時可以依靠、可以詢問、可以求援。

無疑的，這些年來，扮演這位專業人員角色的，就是書中所謂的個管師（個案管理師），通常是由相對資深的護理師來擔任。在我服務的醫院，這位護理師被稱為照護管理師（care manager）。個管師在初期會協助儘快安排與整合病人需要的檢查，期待早日獲得正確的診斷，讓主治醫師能儘早做治療計畫，讓病人儘早獲得治療。

當我閱讀個管師珮如的這本書時，無論是她的用字遣詞，還是文字敘述，或是她記載的每個事件，甚至對地點與時間點的描述，每一項細節、每一項陳述，都讓我感受到她無比的耐心、無限的同理心、無敵的專業，以及完成這些工作背後蘊含的愛與包容。彷彿這一切都是她的天職，是她今生的使命。

這本書記述了一位個管師如何做到了醫療倫理學中所談的，超越契約式承諾（contractual commitment）的另一種盟約式承諾（covenantal commitment）。這種承諾來自人與人之間內心深處的心靈互信。如果每位癌症病人都能有這樣的個管師一路陪伴，癌症就不會那麼可怕，反而會變得不再令人畏懼。

這本書不僅像是一場心靈饗宴，還提供了豐富完整的知識與資訊，從治療選項、可能的費用負擔，到傷口照護、遺傳學的諮詢、生育問題與親密關係，以及需要配合的飲食與生活作息，包括洗浴、睡眠、運動與旅行等。此外，書中也探討了疾病追蹤、生活與情緒的調適、復發的警訊與治療等重要議題。

我完全同意，如果妳或親友罹患乳癌，這是一本可以減輕焦慮與畏懼的隨行書。

陳菁徽／第 11 屆立法委員
醫病之間資訊傳遞與解讀的溫暖橋梁

這是一本非常詳細「面對乳癌」的使用指南，彙整無數個案的經驗，成為病友最強後盾，閱讀此書將如同書名：不怕。

在治療復原的路上，每個選擇的十字路口，無論是心態調整、治療方式、治療費用與保險、治療後的生活，還是與親友的相處之道，這本書都能根據病友可能遇到的不同情況，給予具體、可行且多元的建議。此外，書中還分享許多其他人的故事，讓讀者明白，自己並不孤單。

不論是病友或者親友，在閱讀這本書的當下，就如同遊戲打怪時，取得完整寶藏圖與攻略秘笈，能夠清楚知道自己正處在哪一個位置，該往下繼續走，還是該回頭完成待解的任務，最終達到那個最關鍵的目的地：回歸健康生活。

以個管師的視角來討論乳癌治療的心路歷程，是本書另外一大亮點。從我過去擔任婦產科醫師的經驗，能夠與病友相處的時間其實非常短暫，多數僅限於看診時。但任何人面對癌症來襲，特別是每個深夜獨自煎熬的時刻，真的非常痛苦。任何的陪伴都如同寒冬中的暖陽，哪怕一絲光芒，也彌足珍貴。

因此，個管師的角色就顯得非常重要。他們扮演著醫師與

病友之間資訊傳遞與解讀的橋梁，同時也做為整個療程的觀察者，能夠盡可能中立、不情緒化，以專業角度，陪伴病友及其家人，這個過程中，「同理心」的展現是非常關鍵的。

身為婦產科／不孕症的醫師，我也想談談癌症對於女性的影響。在特定癌症治療的過程中，女性的卵巢會受到嚴重的傷害，而根據 2021 年國人癌症登記的資料，也顯示在生育年齡有六分之一的人罹患癌症。對抗癌症本身就是一大筆開銷，對於有考慮生育的年輕女癌友而言，若沒有凍卵補助，罹癌幾乎等於斷了一線「生」機。慶幸的是，國健署已經在研擬醫療性凍卵補助，預計最快 2024 年底相關政策就會上路，成全癌友當媽媽的願望。

治療復原之路如同一場馬拉松，沿途會有許多挑戰，見證不同的風景，也會遇到各種貴人的支持，如同本書後記「有緣做你的生命陪跑員」，非常榮幸有機會拜讀並為此書撰寫推薦文。每個個案所經歷的酸甜苦辣歷歷在目，也讓我由衷地佩服個管師在其中扮演的關鍵角色，在此致上最深的敬意與感謝。

李玉嬋／北護大特聘教授、醫療健康諮商心理學會理事長
為癌友領航，資深個管師的愛與志業

　　每次接到珮如的電話，都是她為了替癌友解開心理難題，而找上我這個心理學教授。無論是緊急為癌友提供安心諮商，還是洽詢最適切的心理資源，她總是設法幫助癌友找到安身立命之路。

　　珮如以堅定無私的愛，為癌友們領航。她用極簡、明確，卻又溫暖的方式提供解說、引導、安慰和陪伴，看似雲淡風輕，卻能讓受苦的身心安住。她默默地以愛形塑出的力量，成就了她助人為樂的人生志業。

　　如今，她將這段旅程寫成書，我樂於大力推薦。

明金蓮／台北榮總護理部主任

乳癌治療旅程上，堅韌而溫暖的引路人

　　回首與乳癌抗爭的旅程，我心中充滿了感激。身為護理主管，我見過無數病患的掙扎，但當這份挑戰降臨到自己身上時，才真正體會到那種不安與無助。幸運的是，在這段艱難旅途中，我遇到了堅韌而溫暖的引路人珮如。

　　身為乳癌個管師，珮如不僅是專業的嚮導，更是精神上的支柱。在病人最脆弱時刻，給予無限的支持和安慰，幫助病人走出陰霾，重新擁抱生活。她的專業與關懷，讓病人在抗癌的路上不孤單，也讓我深知，良好的陪伴與指導是多麼重要。

　　這本書凝聚了作者多年來陪伴病人的經驗與智慧，每個字句都承載著她對病人無盡的愛與關懷，不僅是知識的傳遞，更是希望的燈塔，為每個面對乳癌挑戰的病人指引前行的道路。

　　在此，我要向這位曾經照顧我的個管師，表達最誠摯的感謝。我相信，這本書將同樣照亮每位讀者的心靈，以勇氣和信心迎接未來的挑戰。乳癌並不可怕，只要心中有愛、有希望，便能找到重生的力量。

陳玉枝／台灣實證護理學會榮譽理事長
當我最需要時，就能牽到你的手

從台北榮總護理部主任的職位退休後，我便開始擔任台灣同心緣乳癌關懷協會顧問。每當乳癌病友跟我分享他們的心聲時，總會提到最具愛心與關懷，並以專業守護他們的珮如女神是如何陪伴他們，走過那一段生命中無法預約未來行程的艱難歲月。

在 20 年的醫護職涯長征中，珮如將個案管理師的角色發揮得淋漓盡致。她不僅擁有豐富的實務經驗，還結合了科學實證的醫學知識及護理照顧方法，提供病人身、心、靈的全人、全程照護與支持。

本書將愛與淚交織的感人個案故事，加上 AI 都無法解答的關鍵 80 問，完美呈現。閱讀這本書，等於把乳醫照護專家請回家，隨時為妳解惑。

蘇連瓔／癌症希望基金會執行長
癌症領航天使，最佳陪跑員

很喜歡珮如用「陪跑員」形容自己近 20 年乳癌個管師的職務。台北榮總每年約有 1,000 位新診斷的乳癌患者，許多癌友在踏上治療旅程時，徬徨無助。珮如以多年豐富經驗，協助病人破除對癌症的刻板印象，重新認識並接納自己，在陪跑的過程中，隨時提供必要的治療副作用照護和精神支持正能量。

癌症希望基金會成立於 2002 年，見證台灣 2003 年制定癌症防治法，為能提升癌友與家屬生活品質，醫療院所挑選資深腫瘤護理師擔任個管師，我們服務的病友中，好多位也接受過珮如的照護。個管師工作與本會「癌後生活領航，助癌友家庭育成新的力量」的使命不謀而合，感謝有優質的醫療夥伴積極與社區合作，才能陪伴病友完成抗癌旅程，重獲身心健康。

坊間乳癌相關照護書籍多由醫師或是病友所著，由個管師撰寫，珮如則是第一人，藉由她豐厚的照護經驗，充分掌握從確診乳癌邁向康復的每個環節，接住病友的脆弱心靈，提供照護與資源，發揮陪伴領航角色，感謝她百忙之中寫出乳癌新手入門書，陪你一起不怕乳癌。

黃淑芳／中華民國乳癌病友協會理事長
陪伴關懷下一位姊妹，抗癌路上不孤單

在確診乳癌的當下，相信很多人都跟我一樣，滿頭問號，有太多的問題要問！我能活多久？我的小孩誰照顧？我的家庭會變成怎樣？我的工作怎麼辦？不能上班，沒有收入，沒錢治療怎麼辦？

不論心理多麼慌亂無助，還是必須面對疾病，所幸在醫療團隊中有一位專責穿針引線，串起醫療單位和病患需求的重要關鍵人物，那就是個案管理師。她總是以愛心、耐心，對病友溫暖呵護，更運用專業的醫療知識，幫病友解答各式各樣的疑難雜症。

書中提到了許多案例，讓我們從中也學習到相關的醫療資訊，非常值得姊妹們收藏！當我們因為接受過他人的幫助，而發願成為別人的幫助時，這是一本很好的工具書，繼續陪伴、關懷下一位姊妹，在抗癌的路上永不孤單，乳癌，不怕！

感謝珮如的付出，有妳真好！

舒夢蘭／東森新聞台主播
在罹病混亂中,給你安慰與安心的力量

乳房被視為女性美的象徵之一,當乳癌襲來,女性的恐懼與失落可想而知。

這幾年,有親戚和閨蜜陸續受到這種疾病的摧殘,她們都請這個領域的權威專家台北榮總副院長曾令民治療,也因此與珮如有了接觸。她在忙碌工作中,總是細心專業地解答病患的各種疑問,用親切的笑容與語氣,化解病房中的不安,讓我印象深刻。

對於她在極為忙碌的工作中,卻總是細心、專業的解答所有病患的各種疑問,更用親切的笑容與語氣,化解病房中的不安,讓我印象極為深刻。

感謝猶如天使般的珮如出版這本書,在乳癌成為女性最大健康殺手的同時,這本書將幫助我們知道如何照顧自己,在罹病的混亂中知道該如何面對,並感到安慰與安心。

更重要的:妳不孤單!因為有位天使、甚至一群天使們會陪伴妳走過治療旅程,迎接重新綻放的時刻!

潘怡伶／台灣年輕病友協會理事長
病友最需要的溫暖與專業

確診乳癌已經十年，當時的驚慌仍歷歷在目。回顧治療過程，真正可怕的不是治療本身，而是對未知的恐懼，不知道自己對化療副作用的反應、未來該如何應對。

如果在確診時有熟悉且專業的醫療人員陪伴，心情會有很大不同。因為病友服務，我認識了珮如，當下便覺得她擁有病友最需要的溫暖與專業。身為資深乳癌個管師，珮如總是笑著穩穩地回答病友問題。更令人感動的是，她的這本書從專業用藥到心理關懷，面面俱到地回答病友最需要知道的事，解答病友的各種疑惑。

乳癌治療就像一場馬拉松，這本書就是最專業的陪跑員，引領妳順利完成療程，繼續開心生活。

前言

過年返鄉路上，響起的那通電話

　　那年大年初三，我在先生及兒女陪伴下返鄉回娘家。高速公路上，我的手機響起。

　　珮如姊，我的傷口滲溼得很厲害，一直換紗布，還是滲個不停，可是引流袋都沒有東西流出來，我該怎麼辦⋯⋯

　　電話那頭傳來焦急的哭聲，語氣急促。她是乳癌三期手術後的病人 Amy，也是癌症治療旅程上的新手。
　　我告訴她，不要怕，也不要急，我會陪她一起處理，並

要她請先生來聽電話。Amy 的先生依照我在電話中所說的步驟，先幫太太的傷口換藥，避免感染，然後再一段一段的擠壓引流管路。我告訴他，這樣做大約 30 分鐘後，再看看袋內是否有液體流出。

交代完細節，我先掛斷電話，接著立刻與醫院的病房護理站聯絡。我把 Amy 的狀況告訴值班醫師，並提醒醫師預回急診的準備。

半個小時後，我打電話給 Amy。電話那頭傳來她輕快的聲音：「沒問題了，引流順暢了……。」聽得出來 Amy 的憂懼已消失無蹤。我又何嘗不是放下了心頭大石頭，慶幸 Amy 和家人不用在大過年回到醫院。

即時接聽電話、適時撫慰癌友的慌張情緒、近身接住姊妹們一滴滴因罹癌而落下的淚水……。不知不覺間，這樣的日子已過了將近 20 年，成為我的日常。

癌症治療日新月異，
但醫生說的都聽不懂，怎麼辦？

乳癌是台灣女性發生率第 1 位的癌症，發生高峰約在 45 至 69 歲之間。據衛生福利部國民健康署癌症登記資料顯示，

每年有超過 15,000 名婦女確診乳癌,相當於每天約有 41 位婦女聽到醫師宣判:「妳確診得了乳癌。」

值得欣慰的是,若能早發現、早治療,早期乳癌的存活率近 100%。也就是說,乳癌患者與正常人一樣,還有很長、值得好好生活的日子。

只是在癌症治療期間,最受病患與家屬信任、擁有豐富的專業技能與知識,能救治病人的醫師們,通常非常忙碌,要診治的病人很多,實在沒辦法給每一位病人太多的時間。

罹癌已是辛苦的經歷,但在醫院中候診、看診治療,有時更是耗盡了患者與家屬的心力。

從懷疑罹癌開始,經過一連串的檢查、等待看報告,到確診後接受手術、化療、放療、標靶治療、用藥……。癌友們就像是被迫加入實境電玩遊戲的闖關者,必須一關一關自己去摸索、破解,這過程有時比癌症本身更煎熬。

身處臨床最前線,我見過各式各樣的患者,她們走在各自不同的疾病旅程,相同的是,對於醫療過程,以及未來會面臨的各種狀態,常常滿懷憂懼,卻不知該從何問起,也不知該向誰提問。更讓人焦慮不安的是,即使問了,卻常聽不懂答案,或是一轉身就什麼都忘記了,很多時候就只能一問再問,徬徨無助地掉入擔心害怕的無限迴圈。

在對抗癌症的旅程中,所有茫然、無助的當下,都是個案管理師(以下簡稱個管師)出手協助的最佳時機。

許多人在獲知罹癌後,會開始一步步發現,人生劇本跟以前不一樣了,甚至以前完全無法想像、不可思議的各種情況,會毫無預警地突然發生在自己身上。

> 我都已認命地剃光了頭髮,為什麼頭皮還長滿紅疹,癢得不得了⋯⋯
>
> 今天才第 2 次放療,皮膚就開始發紅,我還要做 28 次放療啊,真想哭⋯⋯
>
> 我有做淋巴廓清手術,擔心水腫,還能坐飛機出國去玩嗎?
>
> 我 42 歲,化療後已 8 個月沒有月經,難道是提早進入更年期?

一字一句,都承載著癌友身心受挫的痛苦,以及不知未來還要面對多少挑戰的沉重壓力與茫然。

身為醫護人員,過去 20 年來,每一個相遇的生命,每一滴沉重的眼淚,都讓我心疼。

罹癌後不是只有醫療，生活還是要過，滿懷疑惑要問誰？

這些年來，我有個很深的感觸，對個管師這份工作來說，除了提供病友舒緩身體不適的解方，能以同理心理解那些隱藏在問題中閃爍而幽微的心情，或許也是個管師的重要功課。

癌友與個管師的關係，最理想的狀態當然是病友有疑問、需要幫助時，能夠立即獲得協助。但在實際的醫療現場，每位個管師手上可能都有上百的個案，不得不把心力花在最急需幫助的病友身上。

此外，個管師也是醫院的工作者，應遵守適當工時、適當休息，一定有上下班時間的限制。為了讓病友安心面對治療、不害怕也不焦慮、在治療的旅程中可以過得更好，正是我提筆寫作這本書的重要目的。

透過這本書，我想把近 20 年的個管師生涯裡，癌友最常問的問題、最擔心的事、不知如何選擇的猶豫、最想尋求幫助的解方，還有那些藏在心裡不敢問家人的私密話題，一一整理出來，盡可能讓病友和家屬在有疑問時，就能得到立即協助。

當你心中有疑問時，就可以先看看這本書提供的解方，以及走在這條路上的前輩們，是如何處理面對的。

請把這本書當成面對乳癌治療時的隨身指引，讓它陪著你，在抗癌旅程裡，走在你的前方，在抉擇的十字路口先豎立指示牌；在你需要陪伴時，讓前輩們的歷程為你加油打氣。尤其在內心暗黑那一面出現、想擁有獨處的 Me Time 時刻，透過書中的各種心情分享，覺察自己並不孤單、會這樣想其實很正常。

三大重點，面對治療不害怕

這本書整理的 Q&A，內容涵蓋治療前需知道的事，像是清楚自己的治療方案、可能的副作用、治療前須做什麼準備；治療過程中，該注重的營養、皮膚護理、情緒調適、社交活動、務實的保險理賠問題等等。

希望這些經驗分享，可以給你信心，幫助你釐清以下三大面向，對接下來的旅程有更全面的理解和準備，最終順利完成治療任務，回到原有的生命軌道。

關於治療，你要清楚：
- 我是哪種亞型的乳癌？
- 我需要做哪些治療？

- 是直接開刀還是要先做術前藥物治療？
- 手術方式有什麼選擇？要重建嗎？
- 化學藥物治療的週期及療程？
- 我需要標靶治療嗎？要用幾種標靶藥物？要打幾次？
- 我的治療會出現哪些副作用、併發症，或後遺症嗎？
- 如果總是食慾不振或嚴重嘔吐的副作用太強，又該怎麼辦？
- 如果在治療過程有什麼疑問，我可以在哪裡得到幫助？
- 有沒有副作用比較少、身體負擔小、不會影響生活的治療選擇？
- 治療療程需要多少時間，需要住院嗎？後續多久回診一次？

關於醫療費用，你要清楚：

- 我的治療有健保給付嗎？哪些選項需要自費？大約是多少錢？
- 治療可否申請商業醫療保險理賠？需要準備哪些文件？去哪裡請領？如果經濟狀況無法負擔治療，有哪些方法可解決？可以去哪裡尋求協助？

關於生活，你要清楚：

- 過去服用的保健品（如鈣片、維他命、益生菌等等），是否還可以繼續吃？
- 飲食有哪些需要注意的地方？需要特別補充營養品保健品嗎？
- 治療過程中，我能不能維持正常工作？
- 我是否須要辭去工作，或需要他人照護？
- 需要告知哪些人，我得了乳癌？
- 治療後，生活是否還能維持正常？是否還能有正常性生活？
- 是否能維持原有的飲食方式？多做哪些運動會有幫助？

很多時候，對疾病、治療的無知，讓人在心中上演無數小劇場，凡事都往壞處想，反而心情更加混亂。我希望這本書，能陪伴在抗癌旅程中獨自前行的心靈，少些憂懼、多些知悉；擊退茫然，帶來理解。尤其在疑問突然湧現、卻無從問起的當下，透過這本書，先找到思考的方向與解答。

最後，我分享也是乳癌患者、日本演技派女演員樹木希林的一句話：

「請用有趣的眼光接受所有事物,愉快地活著。不需要太努力,但也別太消極。」

人生旅途不會每日天晴,難免有風有雨。在我們醫療團隊陪伴下,也許轉個彎,就能看見美麗的彩虹,雨過天晴。

第一章

開始治療前的重要準備：
乳癌基本認識與保險

♥ **29 歲的娃娃：**
以為是纖維囊腫，結果是三陰性乳癌二期

  每位乳癌患者都讓我心疼，尤其年紀輕輕就罹癌的病友。在聽到確診那一剎那、哭得無法控制的時候，我都希望自己成為她遭逢生命海嘯時，能夠抓到暫且棲身的浮木。

  娃娃就是一位令我印象深刻的患者。

  在 29 歲那年，娃娃先是摸到自己胸部有個腫塊，但她認為自己高中時也曾長過良性纖維腺瘤，這次應該也是。她沒多想，只是趁著公司健檢，順便做了胸部超音波檢查。

那天在健檢的時候，醫師觸診一摸就覺得是不規則形狀，囑咐娃娃要盡快去做進一步檢查。結果一到大醫院，醫師在門診檢查後立刻幫娃娃做了切片，並要她一週後回診看報告。

娃娃說，那個時候她還是很有信心，覺得應該不會有事，因為之前有良性纖維腺瘤的經驗，自己又這麼年輕，絕對不會這麼倒楣的。

然而，天不從她願。回醫院看報告那天，她的號碼到了，卻被一再跳過、延後。她看到後面號碼出來的好幾位患者，都確診乳癌，她已緊張到快哭了。

當她終於進入診間，醫師抬頭先問了一句：「妳是一個人來嗎？」這時候，她的眼淚已經不由自主地奪眶而出。

那天，醫生到底都說了些什麼，娃娃說：「我幾乎沒有印象了，因為哭到腦中一片空白。」只記得有位志工媽媽帶她下樓去辦了重大傷病卡，恍恍惚惚回到家，就開始上網瘋狂搜尋各種跟乳癌有關的資料。

後來她來到北榮乳醫中心求診，先是想要聽取第二意見，接著決定在這裡接受治療，我因此成為她的個管師。

娃娃的故事很長，但我要說的是，歷經化療、乳房全切除、乳房重建，接著為期一年的口服化療藥物後，在追蹤期的第三年娃娃發現自己懷孕了！她順利生下了一位可愛的女孩，

現在還在備孕，準備生第二胎，一路陪著她走過治療歷程的我，真的非常為她開心。

像娃娃這樣，因為摸到腫塊發現乳癌的患者，愈來愈多。不過許多女性也跟娃娃的想法一樣，「我這麼年輕，乳癌不會找上我。」

我想告訴大家，乳癌不會敲鑼打鼓找上門，看到、摸到胸部異常，務必找時間就醫檢查，即使沒有症狀，45歲到69歲婦女定期接受乳癌篩檢，是讓癌細胞早期現蹤的最佳方式（國健署自2025年擴大乳癌篩檢年齡從40至74歲）。

根據衛福部國健署最新發布的癌症登記報告，在2021年所有確診的17,432位乳癌（包含原位癌）病友年齡，從20歲到超過85歲都有（見圖表1-1）。

像娃娃這類年輕型乳癌患者，更面臨獨特的挑戰，包括：年輕乳癌患者可能因外觀改變，有較高的焦慮和憂鬱風險；因乳癌治療副作用會提早進入更年期，可能發生性功能障礙；生育問題，因為乳癌治療影響生育功能；懷孕期間確診乳癌，擔心影響胎兒生長和生產安全；親密關係、人際關係、生涯規劃都因此改變；影響工作與收入，缺乏足夠的醫療保險和癌症照護費用。

■ 圖表1-1 乳癌高峰期在45~64歲，
但成年後各年齡層都有罹癌風險

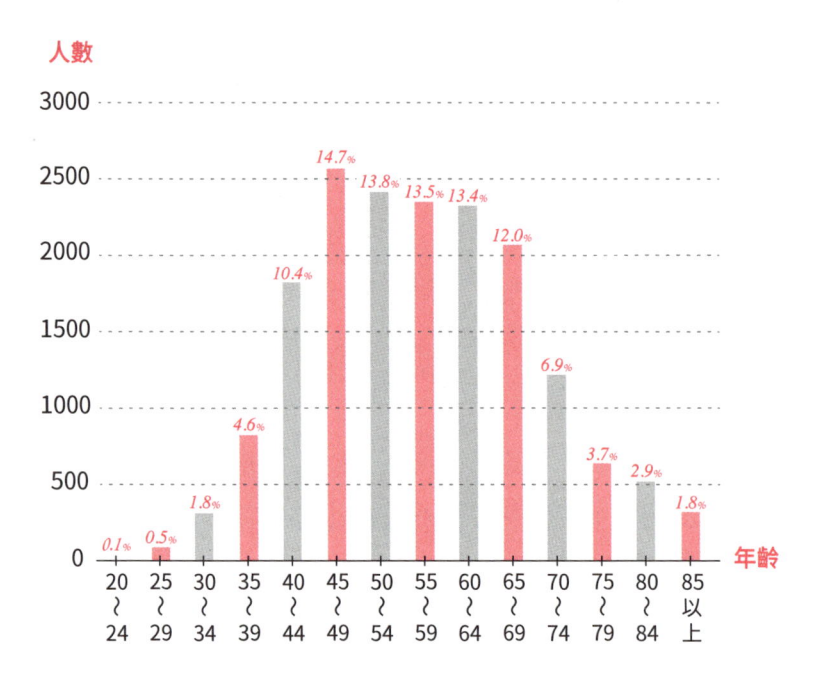

年齡	百分比
20~24	0.1%
25~29	0.5%
30~34	1.8%
35~39	4.6%
40~44	10.4%
45~49	14.7%
50~54	13.8%
55~59	13.5%
60~64	13.4%
65~69	12.0%
70~74	6.9%
75~79	3.7%
80~84	2.9%
85以上	1.8%

總病例數（含原位癌）17432 人

資料來源：衛福部國民健康署2021年癌症登記報告

面對這些問題,該怎麼辦?當醫師告知你確診乳癌,腦中一片空白,害怕驚慌是很正常反應,重點是要了解未來會踏上的治療旅程地圖(見圖表1-2)。

接下來,我將會以Q&A的方式,搭配圖表,幫助你逐一做好準備,陪你一起走過這段旅程。

啟程準備:
了解治療旅程會面臨的問題

看不懂複雜的乳癌病理報告、乳癌治療圖表嗎?沒關係,看不懂很正常,只要有人陪著解讀,就能帶著你找到自己的治療路徑,跨越治療旅程中的種種關卡。

Q 乳癌怎麼分期?

乳癌分期是根據國際分類TNM系統,可分成零至四期。T指的是腫瘤大小(Tumor)、N是局部淋巴結的感染情形(regional lymph nodes)、M指的是遠處轉移(distant metastasis)(見圖表1-3)。

圖表1-2 乳癌治療旅程

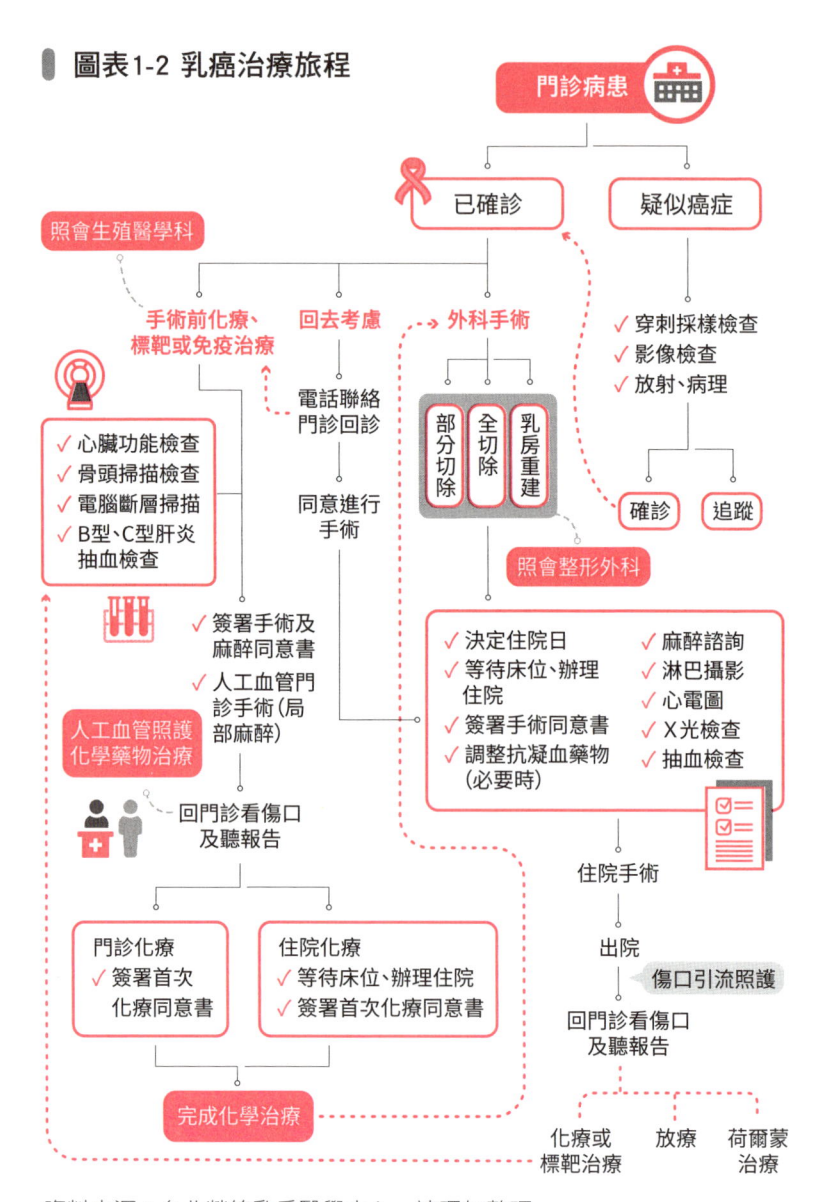

門診病患
├─ **已確診**
└─ **疑似癌症**
  - ✓ 穿刺採樣檢查
  - ✓ 影像檢查
  - ✓ 放射、病理
  → 確診 / 追蹤

已確診 分支：
- 照會生殖醫學科
- 手術前化療、標靶或免疫治療
- 回去考慮
- 外科手術

手術前化療、標靶或免疫治療：
- ✓ 心臟功能檢查
- ✓ 骨頭掃描檢查
- ✓ 電腦斷層掃描
- ✓ B型、C型肝炎抽血檢查

人工血管照護化學藥物治療
- ✓ 簽署手術及麻醉同意書
- ✓ 人工血管門診手術（局部麻醉）
→ 回門診看傷口及聽報告
→ 門診化療（✓ 簽署首次化療同意書）／住院化療（✓ 等待床位、辦理住院 ✓ 簽署首次化療同意書）
→ **完成化學治療**

回去考慮：
- 電話聯絡門診回診
- 同意進行手術

外科手術：部分切除／全切除／乳房重建（照會整形外科）
- ✓ 決定住院日
- ✓ 等待床位、辦理住院
- ✓ 簽署手術同意書
- ✓ 調整抗凝血藥物（必要時）
- ✓ 麻醉諮詢
- ✓ 淋巴攝影
- ✓ 心電圖
- ✓ X光檢查
- ✓ 抽血檢查

→ 住院手術 → 出院（傷口引流照護）→ 回門診看傷口及聽報告 → 化療或標靶治療／放療／荷爾蒙治療

資料來源：台北榮總乳房醫學中心，連珮如整理

圖表1-3 乳癌如何分期？

分期		說明
零期	原位癌	癌細胞侷限在乳腺管基底層內，沒有轉移到淋巴結。
第一期	ⅠA期	腫瘤小於2公分，沒有腋下淋巴結轉移。
	ⅠB期	腫瘤小於2公分，且腋下淋巴結顯微轉移。
第二期	ⅡA期	腫瘤小於2公分，但已有1～3顆腋下淋巴結轉移。腫瘤大小在2～5公分間，沒有腋下淋巴結轉移。
	ⅡB期	腫瘤大小在2～5公分間，已有1～3顆腋下淋巴結轉移。腫瘤大於5公分，但沒有腋下淋巴結轉移。
第三期	ⅢA期	腫瘤小於5公分，已有4～9顆腋下淋巴結轉移。腫瘤大於5公分，且有1～3顆腋下淋巴結轉移。
	ⅢB期	腫瘤已侵犯到胸壁或皮膚，且轉移到鎖骨上、下淋巴結，或是內乳淋巴結。
	ⅢC期	已有10顆以上胸骨下和腋下淋巴結轉移，或鎖骨上下已有淋巴結轉移。
第四期	Ⅳ期	也就是轉移性乳癌，無論腫瘤大小及淋巴結轉移數量，癌細胞已轉移到遠處器官，例如肝臟、肺臟或骨頭等處，或轉移到對側腋下的淋巴結。

資料來源：美國癌症聯合協會（AJCC）第八版。

乳癌的臨床分期則是指：還未手術前，以影像（超音波、乳房攝影、電腦斷層，視情況還會再加上核磁共振）的結果來定義。

Q 乳癌除了分期，還有分型？什麼是三陰性乳癌？

乳癌和女性荷爾蒙（ER、PR）、第二型人類上皮生長因子受體（HER 2）、細胞增生程度（Ki-67）息息相關，必須根據病理切片結果，將乳癌分型，擬定個人化治療計畫。

三陰性乳癌是指：荷爾蒙接受體雌激素（ER）、黃體素（PR），以及第二型人類上皮生長因子受體（HER2）三種接受體都是陰性的乳癌。它的特性是癌細胞侵犯性高、生長速度快、轉移性機率高，目前在治療上比較棘手，但醫師一樣會想盡辦法積極治療。治療之後，前兩年比較不穩定，在平安度過兩年，預後不一定比荷爾蒙陽性表現型的病人差。

在台灣不只乳癌，現在的癌症治療，打的是團體接力戰。大型醫院的醫療團隊，運用「個案管理」的照護模式，整合醫療資源，藉由個管師穿針引線串連起來，進行多專科的個案討論會。

Q 確診乳癌很慌亂，如何靠一張表單整理思緒？

當確診而心情慌亂時，「照表操課」是幫自己釐清思緒、搞清楚狀況的好辦法。

許多乳癌病友在手術後都會有一張病理報告，醫師可依循它來為你規劃治療方法。你可以製作一份自己的癌症記錄簡表（見圖表 1-4「我的病理報告」），有助於理解未來的治療計畫極可能遇到的狀況，以及當作和醫療團隊、照顧者溝通討論的依據。

我也將乳癌病理報告常見英文／中文對照及病理報告中的乳癌分型，整理在本書最後的附錄 1，幫助你看懂自己的這份病理報告。

Q 擔心未來治療要花很多錢，先釐清自己有哪些商業醫療保險？

很多姊妹一確診就是中晚期的乳癌，除了擔心未來可能要接受「全餐」，也就是手術、化療、放療、標靶、荷爾蒙治療

第一章　開始治療前的重要準備：乳癌基本認識與保險　　053

圖表1-4 我的病理報告

1. 乳　　癌	□ 左　　□ 右　　□ 雙側

2. 手術日期　_____年_____月_____日

3. 手術方式	□ 乳房全切除　　□ 乳房部分切除　　□ 乳房重建 □ 前哨淋巴切除　□ 腋下淋巴切除　　□ 其他

4. 期　　別　□ 0　□ I　□ IIA　□ IIB　□ IIIA　□ IIIB　□ IIIC　□ IV
　　　　　　腫瘤大小：_____公分
　　　　　　淋 巴 結：□ 無轉移　　□ 有轉移（　　／　　）
　　　　　　遠端轉移：□ 無轉移　　□ 有轉移，部位_____

5. 腫瘤類型	□ IDC（浸潤性乳腺管癌）　□ DCIS（乳腺管原位癌） □ ILC（浸潤性小葉癌）　　□ 其他：_____

ER：___%　　HER-2：　　　　　　　　　　　　Grade：____
PR：___%　　□ 陰性 □ 陽性（IHC／FISH）　　Ki-67：___%
　　　　　　　　　　　　　　　　　　　　　　　　(MIB-1)

乳癌的亞型介紹：

依據病理報告中，HR（荷爾蒙受體）：ER（雌激素受體）、PR（黃體激素受體）、HER-2（第二型人類上皮生長因子受體）、Ki-67（細胞生長分裂速度指數），依據上述參數可將乳癌基因型態分類如下：

亞型	腫瘤病理參數	治療方向
管腔細胞 A 型 （HR 陽性）	ER 陽性 和／或 PR 陽性， HER-2 陰性，低 Ki-67	抗荷爾蒙 ± 化療
管腔細胞 B 型 （HER-2 陰性）	ER 陽性 和／或 PR 陽性， HER-2 陰性，高 Ki-67	化療 → 抗荷爾蒙
管腔細胞 B 型 （HER-2 陽性）	ER 陽性 和／或 PR 陽性， HER-2 陽性	化療 ＋ 抗 HER-2 標靶 → 抗荷爾蒙
三陰性（基底細胞型）	ER 陰性，PR 陰性，HER-2 陰性	化療 ± 免疫治療
HER2 類型 （HER-2 陽性）	ER 陰性，PR 陰性，HER-2 陽性	化療 ＋ 抗 HER-2 標靶

資料來源：台北榮總乳房醫學中心，連珮如整理

都要做，另一個要煩惱的就是「會不會有很多自費項目？自己投保的商業保險有沒有理賠？」

罹患癌症之前已經有買商業保險的人，確診癌症後能夠理賠的主要分為兩大類。

第一大類是醫療險類，主要包括住院日額、手術、實支實付等三種。

第二大類是當罹癌後一筆給付或療程型給付，又可細分為傳統的防癌險、重大疾病險 7 項、重大傷病險 21 項。

如果癌友沒有保癌症險，也沒有重大傷病或重大疾病險，但有任何通用型的醫療險，都是可以救急的保險選項。

以住院日額為例，它的理賠條件是不論生病的種類，只要有住院，就會根據住院的天數和保險的額度理賠。

另一個可能幫上忙救急的險種是長照險。如果癌友有投保長照險，而且因為癌症的開刀或病況而導致生活能力需要被別人照顧的話，長照險也是可以提供財務上的協助。

長照險在認定上，是看巴氏量表中包括進食、移位、平地行動、個人衛生、穿衣、沐浴、如廁等項目的生活能力等級。如果經醫師評估有超過 3 項能力無法自理需要他人協助，且發生需要長照的事實超過 90 天，就可請醫師開立診斷證明，向保險公司申請理賠。這對於癌症中期或末期因為開刀、癌症轉

移等，造成生活自理困難的癌友來說，是一項重要卻常常容易被忽略的救急險種。

至於沒有購買商業保險的病友，也不用太過焦慮。以下是癌症希望基金會整理了可以運用的社會福利及保險給付資源，包括：

1. 全民健保：重大傷病證明

只要確認罹癌（切片報告證實有惡性腫瘤且非原位癌），大多醫院都會協助辦理重大傷病證明，會直接註記在健保 IC 卡上。有重大傷病證明後，癌症相關就診項目及治療就可以免部分負擔。

要提醒的是**重大傷病資格並不是終生有效。申請資格：需確認為乳癌（不包含原位癌）；第一期：有效期限為三年；第二～四期的有效期限為五年。第四期個案可以延展。**

2. 勞工保險：失能給付、傷病給付、職災醫療給付

針對一些器官失能，如單側或雙側乳房切除，勞保有失能給付，可以在醫院診斷為永久失能或永不能復原之日起，兩年內檢附「勞保失能給付申請書」、給付收據、相關檢查報告及影像向勞保局提出申請。

3. 軍公教人員保險：失能／身心障礙給付

針對一些器官的失能或身心障礙，軍公教保險有失能／身心障礙給付，可以在醫院診斷為永久失能或取得身心障礙證明時，檢附相關所需的文件以及表單提出申請。

4. 農民保險：身心障礙給付

有加入農民保險之農民於保險有效期間因傷害或疾病或遭受職業傷害，經治療後，症狀固定，再行治療仍不能期待其治療效果，適合身心障礙給付標準規定之項目，並經醫療機構診斷為永久身心障礙者，得在兩年內申請身心障礙給付。

5. 產學急難救助金

台灣癌症基金會、癌症希望基金會提供因罹癌導致生活陷入困境，且正進行積極治療者。經轉介單位例如醫院社工評估，提出申請。

6. 教育部學產基金設置急難慰問金申請

首先，子女必須是就讀幼稚園到大學的學生。備妥申請書正本，重大傷病審核通知書，全戶新式戶口名簿，監護人及學生近一年內所得或財產清單正本，學生在學證明。申請項目證

明文件於事發 3 至 6 個月內交給學生就讀學校上網填報，或洽學校教官。

> **Q 罹癌申請理賠時，須有醫療院所的治療或住院單據作證明？**

根據請教保險專家的建議，癌友罹癌之後的理賠要看險種，理賠的方向主要分為兩大類。

第一大類是醫療險類，主要包括住院日額、手術、實支實付等三種。第二大類是當確診罹癌後一筆給付或療程型給付，又可以細分為傳統的防癌險、重大疾病險、重大傷病險。

以上的險種中，一定要用到收據的，就是醫療險中的實支實付險。實支實付醫療險的理賠，需要收集住院期間的花費收據才能申請理賠。

除了實支實付險外，住院日額、手術險、一次給付型的防癌險，或是重大疾病、重大傷病險，都只要開立醫師診斷證明就可以申請。

以住院日額險來說，只需要醫師開診斷證明書，註明幾月幾號入院、出院。保險公司就會按天數給付。即使同時保了不

同保險公司的這類住院日額險，只要附上診斷證明，都可以申請理賠。

手術險也是一樣的道理，只需要有手術事實，同樣開立診斷證明，保險公司會根據當初保單背後的條款，針對不同的手術種類進行理賠。

開始治療前，記住 4 重點，問醫師 2 個關鍵問題

即使在懷疑罹患乳癌前，就已經先查詢相關知識，自以為已經做好了功課，但多數患者在聆聽醫師講述診斷與建議醫療措施時，就算頭腦沒有因為震驚與害怕而一片空白，在冷靜狀態下要立即聽懂醫師全部建議，也實在不容易。

主要原因是，現今乳癌治療組合運用多元，對癌友來說，是比以往更複雜許多的醫療選擇。

台北榮民總醫院副院長、乳房外科曾令民醫師就常說，要學習做個冷靜的聰明病人，對日後的醫療決策大有幫助。記住 4 個重點：

重點 1：聽懂或記下醫師的解釋

建議聽報告時找親朋好友陪同，在醫師解釋病情及說明治療建議時，幫忙記下重點或者在醫師同意下進行錄音。包括乳癌分期、分型（如荷爾蒙接受體和 HER2 是陰性還是陽性等），或請個管師協助說明。

重點 2：問 2 個關鍵問題

1. 以我目前的狀態，國際的治療準則建議？
2. 以醫師的臨床實務，會怎麼建議？

只要遵循國際的準則，不違背臨床實務的情況下，基本上醫師都會依病人狀況做出最佳的治療規劃。

重點 3：可尋求其他醫師的第二意見、求證治療建議

必要時，可把乳房攝影光碟、病理報告等相關檢查資料準備齊全，去徵詢其他醫師的第二意見。

重點 4：要理智，不要陷入「最新就是最好的治療」迷思

醫學是個實證科學，必須經過嚴謹的大型臨床試驗追蹤病友成效才能推到臨床實務應用。例如，有一個很有名的抗血管新生藥物剛推出的時候，臨床試驗發現對晚期乳癌等有很好的

療效,提升了無病存活率,讓美國食品藥物管理局 2004 年加速對此藥的核准進度;於 2008 年核准用在治療轉移性乳癌;不過,後來臨床試驗實驗結果顯示,接受 Avastin 的病人,與標準化療的病人相比較,存活時間相似。

知己知彼,百戰百勝。記住這 4 個重點,就能幫助自己找到最適合的治療。

以上的提醒,當然是最理想的醫病關係。但事實上,大多數的乳癌初診者,不管在等待檢查報告出爐前,做了多少心理準備、查了再多資料,當聽到醫師宣判的那一刻,仍舊腦中一片空白,震驚與害怕、擔憂一湧而上,醫師說的話怎麼樣也難以理解。

個管師的角色就是從確診到治療過程中,提供病人與家屬在治療旅程中提供醫療上大小事的協助。

第二章

認識乳癌個管師

Q 個管師在乳癌治療團隊的角色？

　　以我服務的台北榮總乳房醫學中心為例，癌症醫療團隊醫療成員，包括乳房外科、腫瘤內科、放射診斷、放射治療、病理部、整形外科、心理師、護理師（病房護理師及專科護理師）、藥師、社工師、營養師、復健科醫師及復健師等，共同討論擬定病友的治療計畫，提供病人完整性、連續性的照護。

　　在團隊中負責專針引線、串起醫療人員與病患需求的重要關鍵，就是個管師。

臨床上，個管師可以由醫師、護理人員或其他醫療成員擔任。但由於護理人員具有醫療及照護專業知識、技巧及熱誠，因此被認為最適合擔任個管師的職務。

很多癌友或家屬可能從來不知道，確診癌症後，最密切接觸的臨床醫療人員不是主治醫師或護理師，而是個管師。

因為癌友在不同治療階段可能會轉到不同科別的門診，例如初診及需要開刀時看乳房外科；如果需要重建就需在手術前照會整形外科；做標靶治療、免疫治療、化療等必要時會轉到腫瘤內科；需要放射治療時會到放射腫瘤科。

但個管師一直都在，而且是從癌友確診那一天就開始陪伴。也因為個管師是癌友最熟悉的面孔，更能接觸到癌友們最柔軟的內心。建議病友務必留好與專屬個管師的聯繫方式，這是確診罹癌後除了醫師之外，在漫長治療旅程中，日常生活遇到大小事最需要的「老師」（見圖表 2-1）。

也有人會問：「個管師與護理師有什麼不一樣？」

簡單來說，護理師是在醫院中直接照顧病人，負責監測病患住院期間健康狀況、執行醫囑、提供藥物、進行傷口護理、協助患者進行日常活動等，並確保患者在住院醫療過程中得到全面的護理。個管師陪伴病人的範圍則更為廣泛。包括：

1. 專業支持者：當患者確定診斷癌症以後，就會由個管師擔任專業支持者的角色。適時給予關懷，陪伴病患走完包括手術、化療、放療、復健、追蹤過程等整個治療過程。個管師也負責主動告知病人下一階段可能會面臨的情況，並提供相關解方資訊，不論是有關術後傷口的護理、化療、放療的副作用、治療選擇的疑問等。

2. 醫病協調者：舉例來說，像是病人需要轉院接受後續治療時，個管師就可協助病友須準備哪些醫療資料，並告知需到哪個醫療院所掛號，讓病友可以得到完整治療。當病人手術後須轉化學治療或放射線治療時，個管師主動介入，提供相關護理指導，避免患者因對治療程序不了解，而延誤治療的黃金時間。

3. 生活解惑者：提供持續關心與支持，幫助病人減低焦慮，陪伴渡過盲目摸索的心理煎熬。

更精確地說，個管師就像是患者的「醫療諮詢窗口」，用病人聽得懂的白話，解釋治療期間的大小問題，也讓病人擁有固定的諮詢及聯繫人員，不必擔心求助無門。

此外，個管師還會針對病人個別化需求，以「癌症治療紀

圖表2-1 個管師是你的醫療諮詢窗口，不同治療階段的陪伴重點

剛確診期
- 傾聽患者的感受，提供支持、建立治療關係。
- 協助安排各項檢查。
- 協助看懂病理報告，接受自己的疾病狀態。
- 解說治療選項，以及為什麼要這樣做的說明。
- 能應付治療與生活的準備建議。

治療討論期
- 提供治療的相關資訊，幫助患者在與醫師討論治療決策前，可以先有所了解，讓醫病的對話能有效溝通。
- 提供相關跨科諮詢或照會，如腸胃科、生殖醫學科、整形外科、營養師、中西整合等。
- 決定手術治療時，協助患者理解部分切除、全切除與是否要重建，安排或調整相關檢查，並確認溝通治療期待。
- 決定藥物治療時，協助患者理解藥物治療的目的及相關費用。

治療期
- 確認患者理解治療相關資訊，並提供治療的相關護理指導。
- 治療副作用衛教，幫助患者減少恐懼與「不正常」感，降低治療副作用傷害。
- 重建自我形象：例如利用假髮、義乳、頭巾及化妝品，維持自己喜歡、舒服的外觀。

追蹤期
- 協助擬定康復策略，包括重新回到生活的心理適應、減少擔心復發或轉移的恐懼等。
- 追蹤個案定期返診，提供正常生活訊息。

復發期
- 陪伴聆聽患者心情，協助建立希望。
- 疼痛控制、醫療建議再溝通。
- 協助患者瞭解治療的選項。
- 醫療相關跨科諮詢或照會。

安寧期
- 與安寧共照師、心理師、社工師及護理師協作。
- 陪伴患者與家屬達到善終。

錄本」解說治療及追蹤之重要性，提升病人對治療計劃之配合度及遵從性，為所有罹癌病人作最好的治療品質把關。

❤ 49 歲的淳雅：
丈夫才確診胃癌，自己竟也得乳癌，怎麼辦？

對淳雅來說，所謂的晴天霹靂，就是她的先生才被確診胃癌，剛開完刀，沒想到她本人竟然也被宣告是 HER2 陽性的乳癌，也要手術治療。

對其他家庭來說，先生病了，有太太照顧；太太病了，由先生陪伴，這應該是很正常的想法。淳雅的情況卻是夫妻兩人幾乎同時罹癌，他們沒有小孩，誰要來照顧誰？

淳雅因為是 HER2 陽性、腫瘤大於 0.5 公分，即使淋巴結沒有移轉，也要做化療跟標靶治療。

在我跟淳雅解釋接下來療程的時候，她很擔心地說：「先生的胃癌狀況不太好，我需要保留多一點的體力，才能照顧體能更差的先生。」甚至提出：「我可以先不要治療嗎？」

我能理解她想照顧先生的心意，但是她也不該放棄自己的治療才對。我請她把真實的想法說出來，跟主治醫師好好討論，一定可以找出最適合的用藥方式。

醫師聽完她的狀況，調整處方，把淳雅本來要每 3 個星期打 1 次、副作用較明顯的歐洲紫杉醇，轉換成每星期打 1 次、但副作用相對較低的太平洋紫杉醇，讓她可以有體力一邊治療，一邊照顧胃癌治療中的先生。

遺憾的是，淳雅的先生沒有撐多久，在她化療期間就過世了。她寫了卡片給主治醫師和我，說謝謝我們幫忙，讓她能好好陪伴先生走完生命最後一哩路，彼此都沒有遺憾。她也承諾，會好好完成後續治療，因為「不能辜負這麼為我著想的醫療團隊。」

好得快的病友有 8 個特質，幫助自己安度治療

人生雖非天色常藍，但可以學習樂觀，勇敢去面對疾病挑戰，這是我多年個管師經驗的肺腑之言。

坦白說，我們都活在一條測不準的人生路上，你我都無法預期，何時會遇見什麼事、該如何因應。

當第一時間，被診斷出來得到乳癌時，每個人都是愁雲慘霧，這是必然的。因為我們只是平凡的人，都會害怕、憂慮、恐懼死亡的威脅。這份心情我格外能體會。

擔任乳癌個管師這麼多年來，我遇見過各式各樣的病人，坦白說，疾病很可怕，但對姊妹們更大的威脅，其實是面對疾病治療時的情緒和態度，這真的會決定療程順利或不順利。

以我個人多年的臨床觀察，好得快的病友，大多有 8 個特質，可以幫助自己順利安度治療。

1. 學習安靜和冷靜，不被持續的焦慮困擾

事情既然發生，就用最勇敢的態度面對。安心配合醫療過程，保持積極樂觀的心，不要疑惑或過度憂鬱。

2. 不要只抓住片面資訊，就當成全部真相而嚇壞自己

有任何醫療疑慮一定要與醫療團隊溝通，不要盲目抓住部分資訊，陷入恐慌。先釐清，就會安心。

3. 勇敢說出自己的想法與人生規劃

乳癌治療與追蹤是一段長達數年的歷程，你的生活、工作、與人生規劃都可能因此受影響，所以在和醫療團隊討論治療方式時，可以先想想原本規劃未來幾年可能發生的事情和需求，例如出國求學、工作計畫、想懷孕當媽媽、希望能做乳房重建等等，坦誠說出來。我們會在了解你的需求之後，做出對

病人安全且合理的治療建議，找出兼顧最佳療效與好好生活的雙贏方式。

4. 不會隨他人起舞

乳癌是個人化治療，即使同一期數，因腫瘤的行為表現不同，醫師也會給予不同的治療。在與病友交換資訊時，不要比較是否少做了什麼，應優先接受因應個別病況、由醫師專業建議的治療方式。

5. 病友交流要正向，尋求彼此心理支持

病友間可以互相成為精神支持及安慰，藉著分享罹癌歷程經驗，解除心中部分壓力。但不要交換個別醫療資訊，避免讓自己徒增困擾。

6. 適時釋放情緒，學習快樂面對

生病了更要好好疼惜自己，不管是什麼樣的角色。如果真的難過，可以盡情流淚，讓心情獲得舒緩，別過度壓抑。

7. 另類療法供參考，主要治療不可少

醫學治療，著重有科學數字的佐證。正規治療是被證明為

最有效的方法，所以一定要做到。至於其他療法，建議當成輔助方式，並應判斷是否真的需要。

8. 建立運動的習慣，促進身體新陳代謝

不論在治療期間或追蹤期、復原期，都該建立適合當時體能的運動習慣。透過流汗，可以降低治療的不適感，更快恢復健康。

第三章

重要提醒：遺傳基因諮詢與保存生育能力的做法

29 歲的柔柔：
BRCA 基因缺陷，沒病灶的乳房也預防性切除，
還做了凍卵，保留將來當媽媽的機會

柔柔是還在治療中的近期個案，她的外表看起來嬌弱，其實是任職於科技業的工程師。

如果是現在才認識柔柔，一定看不出來她曾經大病一場。她一步一腳印，完成術前化療搭配免疫治療，雙乳切除手術和重建，以及術後免疫及口服化學治療的療程。曾經掉光的頭髮又長回來了，跟以前一樣烏黑柔順。「而且，我的體態跟生病

前比起來更好看了」，她說：「因為醫生幫我『做』（乳房重建）得很好。」

柔柔是在2022年9月初，洗澡時摸到左胸硬塊，第一時間就去掛號就醫。她心裡抱著一絲期望，因為家裡沒有人得癌症，自認生活習慣也還算正常，而且才29歲。「所以當醫生說：『你是三陰型乳癌二期』的時候，她在診間哭到無法控制。」作為她的個管師，我也很不捨，擁抱告訴她：「不要怕，我會陪著你。」因為完全沒有心理準備，柔柔獨自一人來醫院，對醫師交代的事，一臉茫然。

我帶她走出診間，找了安靜的角落，請她打電話給家人，我來說明。剛好這時，她的公司主管也打電話來關心，我也幫她接電話並且解釋重點。「很感謝珮如姐在這時候幫我告訴家人和公司，把『我得乳癌』這個棘手的問題搞定。」

因為是三陰性乳癌且年紀很輕，曾令民醫師建議柔柔在治療前有幾件事需先考慮：生育能力保存及遺傳基因檢測。關於生育保存，柔柔告訴我她在半年前就因其他因素已在某生殖中心做取卵、凍卵。她笑說：「保留的卵子數量，足夠生兩個寶寶的額度。」

遺傳基因檢測結果，意外發現她帶有BRCA1異常基因。帶有BRCA基因突變者，終其一生罹患乳癌的機率約80％，

罹患卵巢癌的機率則是 20～65%。

因此，在面臨手術方式選擇時，柔柔詢問：「是否需要做預防性乳房全切除？」

曾醫師回答：「這是選項之一。」

我提供了手術方式選擇的護理指導單張和重建方式的指導衛教單張，並利用醫病共享決策輔助工具，帶領著她作答，並且安排重建整型門診會談。

經過一週的沉澱，再次回診。

柔柔告訴醫師，她決定接受左乳全切與右乳預防性切除手術。陪她來聽報告的媽媽嚇了一跳，反問女兒：「你確定嗎？」

柔柔對媽媽說：「很抱歉沒能好好保護妳生給我的乳房，可是未來的人生，我還有好多事情想做，所以我要把可能再發生乳癌的風險，一次排除。」

真的是非常勇敢又有主見的女孩，讓人想好好保護她。

2023 年 6 月，柔柔接受雙側乳頭乳暈保留的乳房全切除及義乳植入手術，以及左側前哨淋巴切片術。

雖然術前治療沒有達到「病理完全反應」（見後面註解），但乳房的腫瘤只剩下 0.8 公分。更令柔柔開心的是，淋巴結未感染，所以不必接受淋巴廓清手術，且乳頭、乳暈也順

利地保留下來。

手術後,她對自己新的胸部外型很滿意,覺得更好看,新乳房除了無法哺乳,外表看起來真的和一般女性沒有差異。

曾醫師也向柔柔說明,三陰性乳癌術前接受標準化學治療,可以達到 4 成病理完全反應率,若再加上免疫治療,可以再提升 2 成的病理完全反應率;當未達病理學完全緩解率的病友,若有搭配使用免疫藥物,可降低 3 成局部或遠處復發。

於是她選擇在手術前先接受 8 次免疫搭配化學治療處方,手術後繼續完成 9 次的免疫藥物的完整療程。因為她的乳房還有 0.8 公分的腫瘤,因此醫師還建議為期 10 個月的口服化學藥物及一年的 PARP 抑制劑,前後花了好幾百萬。柔柔幽默地說:「我常跟人說,不要惹我生氣唷,因為我等於一間房子的頭期款,是很貴重的。」

柔柔想告訴同齡青春正好,美麗盛開的女生說:「我也曾經自認是健康寶寶,也沒有不好的生活習慣,但乳癌就是找上我。其實像我這樣有 BRCA 基因缺陷的人,罹患乳癌的機率比其他人高得多。多注意自己的身體變化、定期健康檢查,真的很重要。」

現在的她自認比以前勇敢、更懂得珍惜生活,這是乳癌捎來的禮物。身邊也有追求者,我告訴柔柔說:「你一定要把自

已曾罹患乳癌也勇敢完成療程的事實告訴他,必要時也可以請他陪你回診,如果他能接受,應該就是真愛吧。」

(註:指曾接受前導性治療即手術前輔助化療的患者,由手術中切除的腫瘤及淋巴結檢測,已無癌細胞的存在)

> **Q 確診乳癌,需要做遺傳基因檢測嗎?**

乳房外科黃其晟醫師指出,大多數的癌症原因來自後天環境,但仍有一定比例的病人是因為帶有先天遺傳基因突變而發生癌症,這群病人的特徵是有乳癌、攝護腺癌、胰臟癌、卵巢癌等等家族史,也包括男性乳癌,並且通常很年輕即發病。

遺傳性乳癌的臨床定義是須經由血液檢查,確認檢驗出腫瘤相關基因的胚源性變異,才會定義是遺傳性乳癌,像是BRCA1、BRCA2突變與遺傳性乳癌密切相關。

如果乳癌病人的遺傳性基因檢查結果是陽性,醫師可能會與患者討論:

- 除了患側進行手術外,是否考慮預防性乳房切除手術。
- 是否需要使用PARP(一種DNA修復酶)抑制劑。

我案管的柔柔，就是不想再經歷另一側乳房也得癌症的過程，毅然決定做預防性全乳切除。

> **Q 我有 BRCA 異常基因，手術時只能選擇乳房全切除？一定要做預防性乳房切除嗎？**

乳房外科黃其晟醫師解釋，帶有 BRCA1/2 異常基因者，目前在手術方式並無一定的準則。究竟要全切或者是保留，還是要由主治醫師根據病人的相關影像結果，提供手術術式的建議，建議病友運用「醫病共享決策輔助工具」，共同做出最適的決定。

預防性全切除的優點，是把未來可能得到乳癌機率從 70～80% 降低至 5%。當然，若病人不考慮接受預防性乳房全切除，也沒有對或錯。

每個病人有自己的考量。若不考慮預防性乳房切除，那麼就依據醫師建議的時程，定期規律接受乳房檢查及卵巢相關檢查，若有異常可以早期發現，早期治療，把癌症致命的風險降到最低。

育齡期乳癌病友，開始治療前要考慮保護生育功能

一旦確診乳癌，我們會主動提醒癌友要考量對未來生育的意向。以台北榮總為例，育齡期的癌友治療前，醫護會詢問癌友需求，主動照會生殖醫學科，進行生育意向諮詢。

Q 癌症治療會影響生育能力？治療前要思考哪些問題？

病友可參考下列四大面向的問題，思考是否要進行生育保留計畫：

1. 關於生育風險：
- 懷孕不會成身體的額外負擔？
- 體力可以負荷懷孕狀態？
- 體力可以負荷照顧孩子？
- 懷孕不會增加疾病復發的風險？
- 相信懷孕不會危害您的健康？
- 如果懷孕，您相信您的孩子會很健康？

2. 關於疾病控制
- 對疾病治療後健康狀況是樂觀的？
- 自己整體健康狀態是好的？
- 疾病或治療引起的症狀有獲得控制？
- 疾病的再復發性低？

3. 關於社會支持：
- 目前的經濟狀態可負擔生養孩子的支出？
- 能獲得足夠資源來幫忙照顧孩子？
- 有獲得充分的備孕和懷孕的資訊？

4. 關於幸福感
- 懷孕會讓自己更樂觀？
- 懷孕會帶來新希望？

以上每個題目，都能幫助你去思考自己對生育的真正意向。同時，醫療團隊也會經由專業諮商，提供必要協助。

> **Q** 乳癌治療結束之後，就可以懷孕生小孩嗎？

當然可以！現在癌症治療這麼進步，以前只能求活命，現在醫療的進步不僅能活命、更能活得漂亮。懷孕生子不是夢，但還是建議與主治醫師進一步討論，醫師大多會依據癌友的狀況，提供適合的選項（見圖表3-1）。

乳房外科鄭涵方醫師表示，簡單的大原則會建議病友在完成治療後，至少間隔6個月以上再受孕，有些學者甚至認為最好等上1到2年。原因包括：

1. 化療期間會出現經期錯亂或停經問題，所以需等到經期恢復正常、身體調養好之後，確定已開始正常排卵再準備懷孕。
2. 化療過後因體內還殘留許多化學藥劑等毒素，會影響卵子健康，身體排除毒素約需6個月至1年左右。
3. 乳癌治療後在前兩年比較不穩定，因此這段期間還屬於觀察期。

要特別提醒的是，臨床上曾經有年輕病友在化療剛起步

圖表3-1 乳癌治療對生育功能的影響

建議對象 預計接受化學治療、未停經且仍想生孩子的患者。

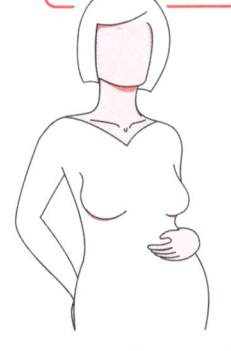

- 接受化學治療、腹部或骨盆腔放射線治療較容易導致急性卵巢衰竭或提早停經
- 荷爾蒙治療如泰莫西芬（TAMOXIFEN）可能增加胎兒畸形風險
- 治療後月經恢復，不代表懷孕能力沒問題

幾乎所有化學藥物都對生殖系統有毒性，常見藥物包括：

藥物類型	成分學名	商品名	風險
Alkylating agents 甲烷製劑	Cyclophosphamide	癌德星	高
	Ifosfamide	好克癌	高
	Busulfan	補束剋	高
	Procarbazine	甲基苄肼（成分名，非商品名）	高
Vinca alkaloids 長春花生物鹼類	Vinblastine	敏畢瘤	低
Antimetabolites 抗代謝藥物	Cytarabine	賽德薩	低
Platinum agents 白金類藥物	Cisplatin	順鉑（成分名，非商品名）	中
Antibiotics 抗生素類	Doxorubicin	艾黴素（俗稱小紅莓）	中

資料來源：《Cancer Management and Research》2014:6，黃升苗教授整理

時，意外發現懷孕了。因為化療期間可能造成經期錯亂，加上病友沒有特別避孕，以為很安全。經過醫師評估後，認為胚胎可能會受到化療毒性影響，建議引產。癌症療程期間，建議最好還是要做好避孕措施，以免懷孕不自知。

在此提醒，使用抗荷爾蒙治療的病人，必須停止使用藥物3個月後，才能準備受孕。

根據2023年5月發表在《新英格蘭醫學期刊》的研究顯示：早期荷爾蒙受體陽性年輕乳癌患者，在開始癌症治療之前，選擇保留生育能力所使用藥物，並不會增加乳癌復發風險。因此針對這類乳癌病人，在接受抗荷爾蒙治療18～30個月後，可暫停2年荷爾蒙藥物，準備受孕生子，生完寶寶之後，再接受抗荷爾蒙治療。

PART 2

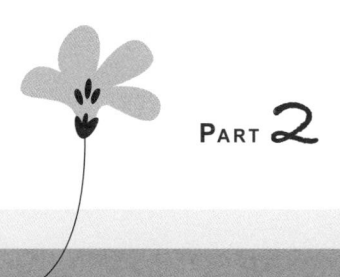

踏上乳癌治療旅程

第四章

手術治療

狐獴媽媽：
我不想要乳房全切，可以保留嗎？

　　罹患乳癌就一定要切除乳房嗎？有沒有可以保留的機會？幾乎是所有乳癌患者都想問的問題。

　　因為參與英國 KMP 野生狐獴計畫，拍攝許多狐獴生態照片而被稱為「狐獴媽媽」的溫芳玲，當初在確定乳癌診斷後，對自己的病情做了很多功課，也諮詢過好幾位醫師建議，共同的答案都是她應該接受乳房全切除手術。

　　狐獴媽媽對乳房全切的醫療方式無法釋懷，於是主動聯繫

個管師,說出想保留乳房的理由:「接連接收到幾位醫師都建議我做乳房全切除,情緒很低落,哭了很多次。雖然可以穿著義乳式的內衣,讓別人看到的胸部外形沒有變,可是洗澡時還是會看見自己的殘缺。如果必須全切除,我一定要做重建,希望每天看到的自己還是很完整、很漂亮。」

在狐獴媽媽心底,還有另外一個秘密。

她告訴我說:「我已經近 20 年沒有談戀愛,是因為一直默默等候,希望有一天能和大學男友再見一面。」為此,她努力保持自己的年輕樣貌。所以,當得知罹患乳癌並要全乳房切除時,第一步就去拍下自己外觀依舊完整的照片,想為自己留下最美的樣貌,但心底那份失落和難過,還是很難釋懷。

接收到她的心情,我先確認她罹癌的乳房沒乳頭分泌物,是單一病灶,但非常接近乳頭,因此再為她安排一次門診,並協助把她的想法回報給她的主治醫師曾令民。

曾醫師檢視完所有影像結果,再度向狐獴媽媽解釋:「目前你的乳頭沒異常分泌物,也確實是單一病灶,但非常貼近乳頭,想做保留手術也不是不可以,但若是乳頭乳暈不見了,你可以接受嗎?因為你的腫瘤非常貼近乳頭,必須在手術時在乳暈處做冰凍切片,確認沒有癌細胞,才能保留乳頭乳暈。」在手術刀劃下去之前,乳頭乳暈是否保得住仍是未知數。

曾醫師繼續說明：「想保留乳房，必須具備兩個條件：第一，腫瘤跟乳頭乳暈要有足夠的安全距離且無乳頭分泌物；第二，若以乳頭為中心分成 4 個象限，腫瘤之外的其他 3 個象限必須非常確定是安全的，滿足這兩個條件才能做腫瘤部分切除，留住乳房。」再者，接受乳房保留手術後，必須加上放射線治療，這樣才是一個標準的處置方式。

狐獴媽媽說，開完刀之後，整個胸部用紗布包纏著，她第一個反應是不敢去碰觸——因為不知道答案是什麼。麻醉醒來隔 1 個鐘頭以後，她才敢去摸自己的胸部，發現乳房還在，當下真的非常開心。

狐獴媽媽後來還告訴我，當拆掉繃帶紗布看到傷口時，她更佩服曾醫師。因為醫師很貼心地讓胸部外角區域沒有明顯塌下去。她感謝曾醫師讓她在夏天穿背心時，外觀看起來不會怪怪的，也謝謝醫療團隊理解女人愛美的心情。

認識乳癌手術治療

台北榮總乳房外科曾令民醫師說明，治療乳癌，主要分為局部治療和全身性治療兩類方式。局部治療包括手術和放射線治療，這是針對局部病灶，也就是腫瘤。對於早期、甚至是零

期階段的病人，醫師會建議開刀切除腫瘤，並根據情況保留乳房或進行全乳房切除。但能不能把腫瘤切除乾淨，同時保有完好的乳房外觀，又不影響復原或增加復發的風險，病人有哪些選項？

Q 乳癌有哪些手術方式？

手術是乳癌治療最主要的方式之一，先開刀切除腫瘤，再依據腫瘤癌細胞病理報告，給予術後輔助藥物治療。將癌細胞先清乾淨，就是手術最大的功效。

乳癌手術治療，包括乳房與淋巴結兩部分，乳房本身又可分為部分或局部乳房切除（保留）與乳房全切除（全切）；至於淋巴結手術部分，臨床上未顯示淋巴結轉移時，會採取前哨淋巴切片術，若發現淋巴結感染，就會進一步執行腋下淋巴結廓清術（見圖表 4-1）。

雖然大多數早期乳癌患者，可以接受乳房保留手術加上術後放射線治療，但仍有些病患因腫瘤過大、有多發性病灶、腫瘤位於乳房中央、侵犯乳頭或皮膚、罹癌或手術後局部復發危險性高者，及不願意做放射治療者或個人的需求和意願等因

圖表4-1 乳房保留手術 vs. 乳房全切除手術

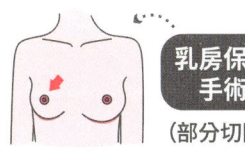

乳房保留手術（部分切除）
切除乳房腫瘤和 1～2 公分安全範圍

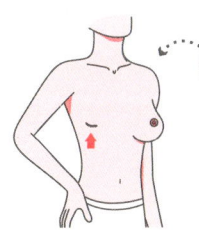

乳房全切除手術
患側全部乳腺切除，包含乳頭及部分皮膚

手術方式	乳房保留手術	乳房全切除手術
施行條件	● 乳房病灶是單獨一顆腫瘤 ● 病灶與乳頭乳暈有安全距離 ● 願意接受手術後放療或手術中一次性放療，需自費且有一定的條件（請見 167 頁）	● 乳房腫瘤體積過大 ● 多發性且多象限的病灶 ● 病灶位在乳頭乳暈正下方或很接近正下方 ● 乳頭有異常分泌物
外觀	不影響乳房外觀，不會有失去乳房的衝擊，焦慮或恐懼較輕微	失去一側乳房，外觀改變，可能引發較強烈焦慮或失落感
腋窩淋巴腺切除	需做前哨淋巴檢查。如果有感染癌細胞需做淋巴廓清。	同左
手術後輔助放射線治療	需要	符合下列條件則需要：乳房腫瘤大於 5 公分，或淋巴結轉移等於或大於 3 顆淋巴結（詳見 164 頁）
化學治療	與手術方式無關，需依據本身病理結果判斷	同左
安全性	局部復發率微增，但不影響整體存活率	10 年內局部復發風險低於 5%

貼心提醒：因每位病友的腫瘤位置不同，疤痕位置及長度也會有差異
資料來源：台北榮總乳房醫學中心，連珮如整理

素,需要接受乳房全切除手術。

以往乳房手術為求根絕病灶,會將乳房、胸肌一起全部切除。隨著醫學發展,漸漸可以保留胸肌,而淋巴結的部分,現在先透過前哨淋巴的切片檢查,來決定是否需做腋下淋巴廓清術,也能經由立即重建,維持病人想要的外型。

Q 切除乳房,從外表看起來會很明顯嗎?

失去一側乳房,對絕大多數的女性來說都是沉痛的打擊。因為乳房不僅是外在的器官,也是女性身體的重要表徵。它具有哺餵下一代的功能,也代表女性獨特魅力。一旦乳房生病,彷彿女人的價值也受到損害,有時心理的羞愧感可能大於生理的痛。有這樣的想法不是妳的錯,妳不孤單。

怕自己看起來不再像女人而害怕開刀的妳,真的別太擔心。不論局部或全部切除乳房、從保留乳房整型式切除到內視鏡、達文西微創手術,搭配整形外科的乳房重建等,台灣的醫療團隊都已經有成熟的技術。除了能幫助患者兼顧治療效果與美麗自信,甚至還可以藉由乳房重建讓罩杯升級;選擇自體組織重建的話,還有機會「縮小腹」,讓身形看起來更完美。乳

癌手術已經不是只能在「要命還是愛美」兩者擇一的單選題。

Q 乳癌開刀需要住院幾天？要準備哪些東西？

大多數的乳房手術需住院約三至五天。住院之前，心情通常忐忑不安。因此，除了打包證件、內衣內褲、盥洗物品、保暖衣物之外，帶著能讓自己放心的小物，可以增加安全感（見圖表 4-2）。

Q 醫師建議：「先做化療，再開刀」，為什麼？

北榮乳房外科蔡宜芳醫師表示，《Lancet Oncol》2018 年大型臨床試驗整合分析發現，無論手術前化學治療或是手術後化學治療，兩種整體存活率和局部復發率沒有顯著差異。

然而，前導性化學治療可減少乳房全切的需要，就乳房保留的觀點，前導性化學治療確實有其價值。自此手術前化學治療，成為一種治療選項。

醫師建議病人「先用藥、再開刀」，就是術前輔助治療

圖表4-2 住院準備清單 ☑

☐ **證件與文件包**
A4大小拉鍊袋為宜

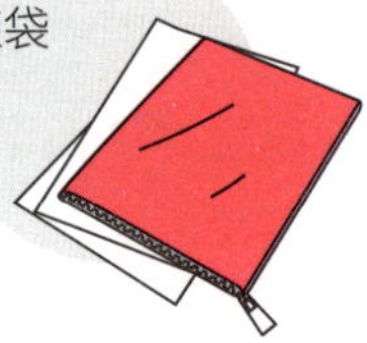

- ☐ 健保卡
- ☐ 身分證
- ☐ 原子筆
- ☐ 住院須知及各種檢查單等文件
- ☐ 醫療收據明細

☐ **盥洗包**
防水、附拉鍊、可打開吊掛

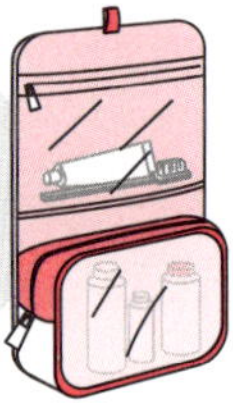

- ☐ 牙膏
- ☐ 牙刷
- ☐ 小瓶裝沐浴乳
- ☐ 洗髮乳
- ☐ 常用保養品
- ☐ 髮梳、髮夾
- ☐ 毛巾
- ☐ 衛生紙
- ☐ 濕紙巾
- ☐ 吹風機

☐ **衣物包**

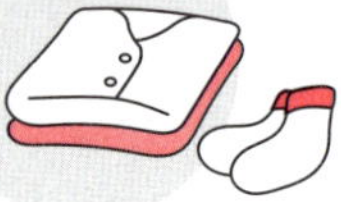

- ☐ 內褲或免洗褲
- ☐ 手術後內衣
- ☐ 前開扣上衣
- ☐ 鬆緊帶寬鬆褲
- ☐ 保暖披巾
- ☐ 保暖帽、襪子等

☐ **拖鞋**
止滑、走起來靜音鞋款為主

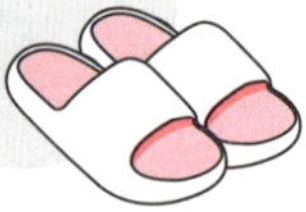

☐ **生活用品**
小臉盆或收納袋，便於將個人用品置放在一起；多功能3C充電器等

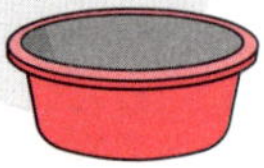

☐ **安心小物**
手機、平安符、小布偶、耳機、想看的書、想做的手工藝、拼圖等

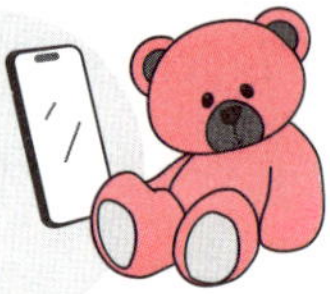

（Neoadjuvant therapy，或稱為術前前導式治療、手術前新輔助治療），其中的「藥物」包含了化學治療和標靶治療或免疫治療。

乳房外科蔡宜芳醫師說明，手術前藥物輔助治療對病人有三大好處：

1. 術前縮小腫瘤，甚至殲滅癌細胞：早期乳癌病人有機會把腫瘤縮小、降低乳癌期別、增加手術安全距離、縮小局部切除範圍；晚期乳癌病人本來無法手術，有機會變成可手術，或不需要補皮。
2. 增加乳房保留手術的機會：先用藥物把腫瘤縮小一點，有利於將來施行手術，保留乳房外觀完整。而原本應做乳房全切除的病人，有機會改成乳房保留手術，或減少淋巴廓清的範圍。
3. 觀察腫瘤對藥物的反應：過去先開刀再化療，無法知道標準的輔助治療是否已經足夠，多半要等到復發轉移才知道其實治療強度是不夠的。接受術前藥物治療再開刀，可以預知癌細胞對藥物的反應，用來作為醫師調整後續治療處方的依據。換句話說，若經過術前藥物治療使腫瘤縮小，並達到病理完全反應，也意味

著往後出狀況的機率會降低。

目前臨床上會建議優先選擇術前藥物治療的病人,包括:

1. 腫瘤已併發潰瘍,轉移至淋巴結,或呈現發炎性乳癌者或腫瘤比較大,醫師評估開刀無法順利關閉傷口、需要補皮的病人。
2. 腫瘤大於 2 公分,而有意願要做乳房保留手術者。
3. HER2 陽性或三陰性病人。
4. 腋下淋巴結轉移,淋巴結固定不易移動者。

但是否適合接受術前藥物治療,還是需要與主治醫師充分溝通。

此外,患者有時也會聽到「預防性化療」、「輔助性化療」的說法。通常指的是手術治療後,再施以化學治療,用以殺死肉眼看不見的殘餘癌細胞,目的在減少降低復發及遠端轉移的機率。

不管是術前還是術後的化療,對患者來說,最大的恐懼還是擔心化療的副作用。這可以理解,但也請不要先拿刻板印象來嚇自己。以現在的醫療能力,大多數的治療副作用,都有方

法或藥物可以舒緩或是抑制，連中醫也能幫助控制。化療副作用照護，請見化療篇。

Q 術後傷口照護重點？

術後傷口的照護，可注意五個重點：

1. 觀察傷口及周圍皮膚有無異常分泌物、潮溼或紅腫情形；若有上述情況發生時，請立即回診。
2. 術後傷口會貼美容膠並蓋上紗布，隔天經主治醫師評估傷口恢復良好的話，出院當晚就可以將紗布移除，正常淋浴沖澡，但請勿全身泡澡。
3. 沖澡後，用乾毛巾輕輕按乾美容膠處，或以吹風機開冷風模式，輕輕吹乾美容膠，不要讓浸濕的美容膠，直接貼附在傷口上。
4. 美容膠不用每天更換，但如果失去黏性或部分脫落，就須更新美容膠。
5. 出院時有時會在傷口貼上防水敷料，即可正常淋浴。

Q 開完刀有引流管，應該注意的事項？

術後裝有引流管的傷口照護，要注意的是：

1. 不要拉扯到引流管和引流袋。有的醫院會提供一只小布袋，讓病人把引流袋（暱稱「手榴彈」）裝進布袋，斜背在身上，減少拉扯。若沒布袋的話，也可以用安全別針將引流袋固定在褲頭或放進衣服的口袋。
2. 保持引流管傷口的清潔及乾燥：不需要特別更換敷料，除非有弄髒或浸溼。
3. 每天觀察傷口：是否有出現紅、腫、熱及異常滲出液的情形。
4. 每天觀察引流液的顏色：通常會從鮮紅色慢慢的變成暗紅色，再來是淡黃色。
5. 記錄 24 小時引流量：引流量因每個人狀況而有所不同，而總量隨時間會越來越少。

在回診時，醫生可以針對上述事項來評估適不適合移除引流管，所以做好紀錄很重要。

術後淋巴水腫與處理方式

臨床數據顯示，乳癌術後淋巴切除或是有接受淋巴廓清術者，每5人就有1人會出現淋巴水腫。我也常會接到病友因為突然不小心做了甩手的動作，結果引發淋巴水腫而來求救。

但為了怕淋巴水腫而都不敢運動，也是矯枉過正。我們先來理解為什會發生淋巴水腫。

Q 乳癌術後一定會發生淋巴水腫嗎？

台北榮總乳房外科陳彥蓁醫師解釋，針對淋巴結的手術部分，有分為前哨淋巴切片術或淋巴廓清術。如果是做前哨淋巴切片，通常在開完刀後，手部並沒有特別的限制，病人可以任意的活動。

會造成淋巴水腫主因是乳癌的腋下淋巴結廓清手術。本來應該從手部慢慢往靠近心臟回流過去的淋巴循環，經過鎖骨下靜脈附近會進入靜脈。然而，這個循環的完整性因為淋巴結廓清手術而被破壞了。

這時候，淋巴循環到腋下就被阻斷，所以淋巴管裡面的淋

巴液無法有效引流，淋巴管被不斷進入的淋巴液撐大，逐漸失去彈性和蠕動的功能，淋巴管外也積滿了淋巴液，導致皮下脂肪不斷增生，再加上組織纖維化，繼續惡化的結果，就是整個臂膀愈來愈腫大。

淋巴水腫發生時，患者會出現手臂腫脹，有些嚴重的腫脹會很硬實，有小傷口的話還可能引發紅、腫、熱、痛，甚至蜂窩性組織炎。

正確預防淋巴水腫，應該是做好保護措施、適當的運動及按摩。包括：

1. 做好保護措施：減少手術部位或手臂被蟲咬、打針、產生傷口；同時盡量不要配戴飾物，如手鐲、戒指，減少淋巴循環阻塞。建議即使夏天，也盡量穿著薄長袖，除了避免受傷，也能降低日曬傷害。

2. 減少局部溫度變化：例如蒸汽浴、熱敷，因為溫度變化容易造成水腫。

3. 飲食盡量低鈉、高纖：低鹽可以減少水分從血管中釋出，同時也減少產生淋巴液。

4. 肌肉訓練運動＋抬高患部：做了淋巴廓清的患者，因為開完刀後傷口會有一個引流管，復健是在開完刀後

就可以開始做。

復健方式要採漸進式，從小動作到大動作，引流管移除後可活動範圍通常較大。

可以將患部抬高，做肌肉收縮的運動，一來讓患部高於心臟可以利用地心引力，幫助回流；二來肌力訓練能緩解、預防淋巴水腫。但切記過程要溫和、漸進增加活動量，避免破皮、扭傷或拉傷。

5. 穿戴壓力袖套：必要時也可藉由壓力袖套來促進淋巴回流（見圖表4-3）。

Q 適合治療階段乳癌患者的運動有哪些？禁忌？

過去，乳癌病人常被教導說不可以拿超過3公斤重的東西，還聽說開刀患側手臂不可以抽血、不可以量血壓、不要舉高、盡量不要做家事等。照這樣的禁忌看來，可能連抱小孩、拿菜籃甚至穿衣服都有困難，要怎麼生活？

別擔心。現在的醫學證據顯示，上述這些活動，甚至透過專業人員協助進行的的重量訓練，都不會造成淋巴水腫或是影響復原進度。

圖表4-3 壓力袖套的功能

乳癌病友接受腋下淋巴結廓清手術或放射線治療後，因淋巴系統受到阻塞，可能會發生手臂淋巴水腫。

淋巴水腫會增加組織發炎感染的風險，應及早處理。壓力袖套可以對手臂施加漸進壓力（梯度壓力），促進淋巴液回流。

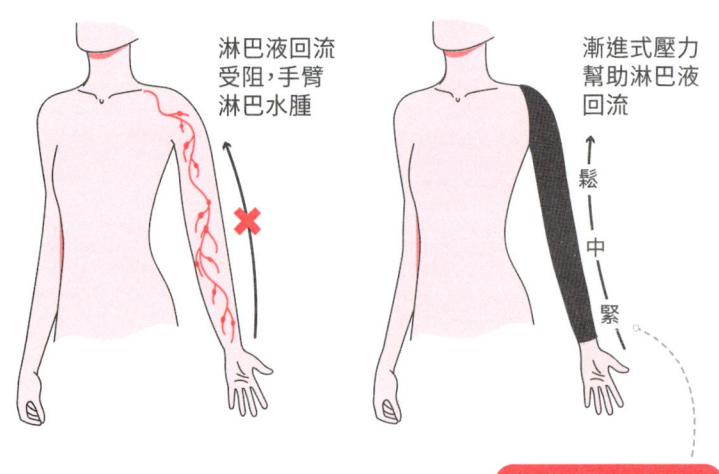

淋巴液回流受阻，手臂淋巴水腫

漸進式壓力幫助淋巴液回流

鬆—中—緊

除了洗澡時和洗澡後1小時，通常建議每天穿戴，也可以防蚊蟲叮咬或意外受傷。袖套需要定期更換，以維持適當壓力。

貼心提醒：除了手臂型壓力袖套，也有包覆到五指指根的手掌型袖套

相反的，更多醫學證據已經指出，緩慢、漸進的復健訓練，除了提升肌肉力量，還可以降低淋巴水腫惡化的風險。

以前會教導患者不要動乳癌開刀的那隻手，現在只要在傷口和疼痛緩解過後，就可以開始活動臂膀，不要等太久，以免肌肉減少、肌肉無力、筋膜硬化，到時想動也動不起來了。

一般來說，手術後 1 到 2 週，多半是傷口還在復原的期間，有時會被建議減少動作幅度，但此時並非完全不能活動。

其實在術後大概 24 個小時後，就可以稍微做一些肢體活動。即使臥床躺著，也可以做些手部慢慢握拳、再放鬆張開手掌的幫浦動作；或將下肢以枕頭稍微墊高，進行勾腳尖再下壓的循環活動。

只是在術後傷口復原期間要進行活動時，需要記住的要訣在於：

1. 運動強度與活動肢體的角度需循序漸進。動作幅度不宜過大或過於用力，動作也不宜過快。
2. 若有強烈疼痛感，務必停止或就醫。
3. 若裝有人工血管，須避免裝置側肢體有 360 度大旋轉的動作。

復原期間想運動又不要受傷，最重要的概念是不要心急，可以從適度做些日常家務事和日常動作開始，重點是拿東西的重量應該漸進式慢慢增加、伸展的幅度也是每天一點點小幅增加，不要勉強（見圖表 4-4）。

Q 開完刀，何時可以開始穿內衣？

　　每家醫院、醫師有不同的做法。有些醫院開完刀後，會用彈性繃帶加壓傷口，減少出血、組織液滲出和腫脹。有的直接以紗布覆蓋傷口。

　　採行乳房保留手術的病人，取下彈性繃帶就可以穿內衣，適當支托乳房，避免地心引力影響拉扯傷口，並且在活動時不會因為乳房內的組織積液，造成不適。如果是傷口在乳房下緣的病人，建議穿沒有鋼圈但有支托性的運動型內衣。

　　手術後必須做放療的病人，要避免皮膚過度摩擦，建議這段期間不要穿過緊、有鋼圈的內衣，儘量以舒適、寬鬆純棉的內衣為主。

　　接受乳房全切除手術的病人，有些醫院會用彈性繃帶加壓傷口，減少出血、組織液滲出和腫脹直到移除引流管。

圖表4-4 適合治療階段乳癌病人的復健運動

❶ 握球運動
把球握緊、放鬆，重複此動作。也可以改握毛巾，手掌自動抓握。

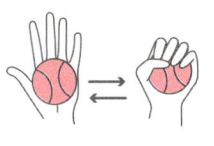

❷ 梳頭運動
每天多用患側的那隻手梳理頭髮。

❸ 爬牆運動
正面爬牆：面對牆壁，腳趾頂著牆壁站立，彎曲手肘將手掌放在與肩同高的牆上，兩手保持平行，雙手慢慢地在牆上往上爬行，直到感到傷口疼痛為止。在牆上做記號標記每次爬行的高度，以衡量進展情形。正面爬牆做完換側面爬牆。

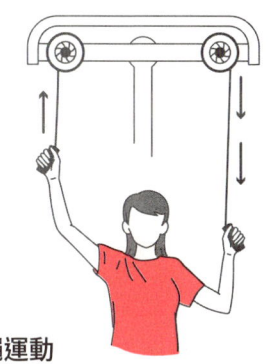

❹ 滑繩運動
繩子頂端必須高過頭頂。可多利用公園的滑繩機，既能復健也能外出走走。

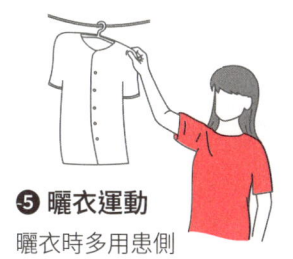

❺ 曬衣運動
曬衣時多用患側的手掛衣服。

❻ 擦背運動
1. 將長毛巾或繩子置於背後。
2. 患側在下方（臀部），健康側在肩上。
3. 分別抓住毛巾或繩子兩端，做類似擦背的動作，上下滑動。

隨著醫療進步,有愈來愈多輔助產品問世。現在市面上販售乳房切除手術後專用的術後內衣,好處是能夠包覆胸部及腋窩,能固定傷口也不會壓迫引流管,讓病友感到術後傷口有包覆性支托感而感到安心,也能減少移位時傷口疼痛、減輕瘀腫積液。關於術後特殊內衣的問題,可詢問個管師或護理師,視個人需求聯絡廠商或去門市訂購(見圖表 4-5)。

　　若是有經濟壓力的病友,也可聽從醫師指示可否使用彈性繃帶或穿一般無鋼圈內衣。

　　術後內衣的特色:前扣方便穿脫,寬肩帶可調整,側邊和腋下用彈性布加壓固定,內衣下緣加寬穩定貼合乳房,具有包覆支托性,可降低腫脹、減少術後疼痛,代替傳統彈性繃帶穿脫的不方便性及壓力強度,穩定義乳與胸型。

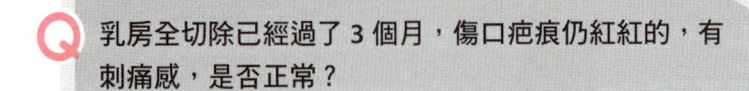

> **Q** 乳房全切除已經過了 3 個月,傷口疤痕仍紅紅的,有刺痛感,是否正常?

　　原則上是正常的。有可能是肥厚性疤痕增生,它會引起傷口的疤痕肥大、紅腫、搔癢和刺痛,不放心的話,回診時請醫師診視,因為統計資料顯示,即使手術過後 5 年,也有 2～

圖表4-5 術後衣（胸罩）固定傷口減少瘀腫，促進癒合

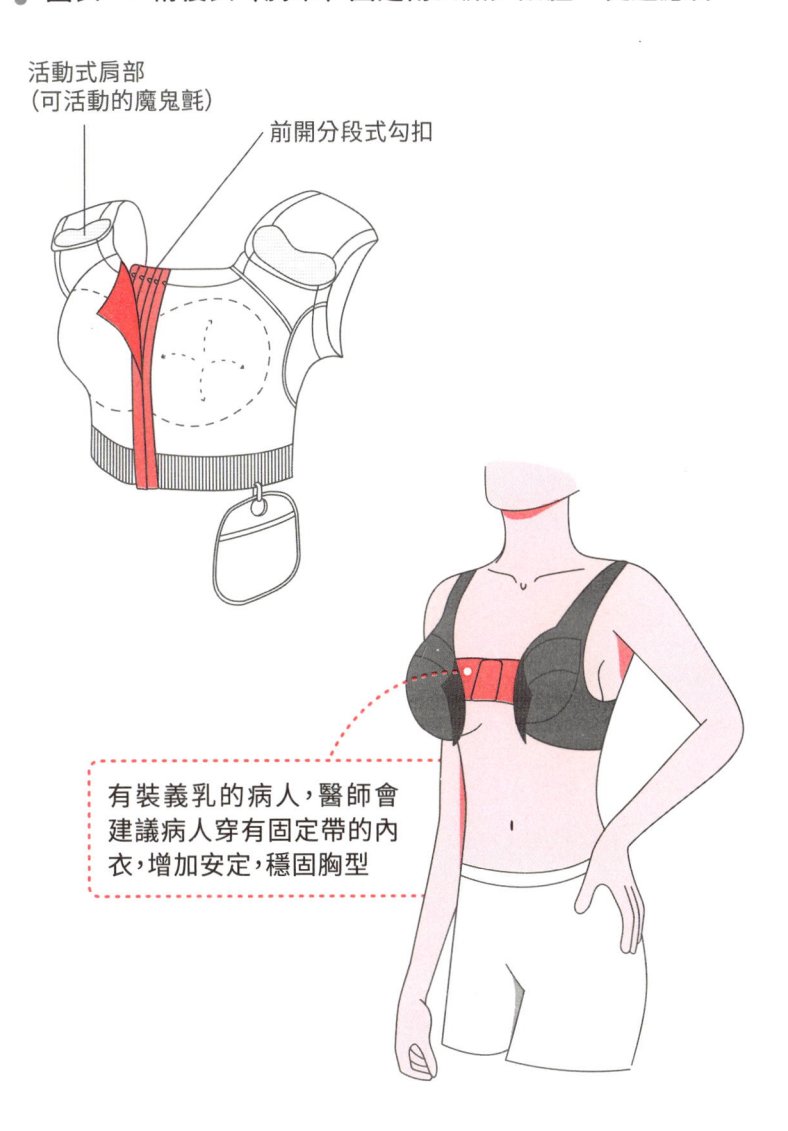

活動式肩部
（可活動的魔鬼氈）

前開分段式勾扣

有裝義乳的病人，醫師會建議病人穿有固定帶的內衣，增加安定，穩固胸型

第四章 手術治療　107

3%的病人，會發生乳癌在胸壁局部復發，且最可能復發的地方，就是上次手術切除部位的附近。

> **Q 手術後過了好久，胸壁還是會疼痛，怎麼辦？**

有患者曾經問我，她手術後已過 7 年了，近 2、3 個月來，開刀側胸壁及後背經常疼痛，已做了骨骼掃描，醫生說正常，但夜裡卻會痛醒，有時過 2 小時後才緩解。這種情況下還可以怎麼處理？

一般來說，乳癌手術後疼痛，可能原因包括傷口癒合過程留下的局部神經痛、乳癌術後疼痛症候群等。這是因為手術時皮膚周圍的感覺神經也會被切斷，術後半年到一年左右，可能會有傷口周圍、上臂內側以及腋下周邊，會有抽痛、麻木的疼痛感，有病友形容「很像被電到、被針刺到」。

通常這種情況發生時，可以用手在疼痛部位輕輕拍幾下，一邊像安慰它似的說：「沒事沒事，放輕鬆唷。」

另有研究統計，將近一半的乳癌患者手術後會有肩膀抬不起來、疼痛等問題，有些即使處於靜態也會感到疼痛。這些疼痛可以透過適當的復健治療、局部注射治療、藥物，就能夠避

免後續併發更嚴重的問題。

但如果是持續性的疼痛，且痛點固定頻率越來越高，且疼痛症狀無法以姿勢改變或溫敷而改善，這些是需要比較小心的症狀，必須回診與醫師做進一步討論是否需進一步的檢查。

全乳切除後，乳房重建的時機與重建方式

相較於其他疾病，乳癌有更多不確定性，治療和照顧方式相對複雜，治療過程也有風險、副作用等，例如身體的不舒服、外貌改變、情緒變化、生活品質或社交活動的影響，乳房保留或切除與否也令病人難以決定，且隨著病情進展亦可能衍生許多問題。

國外文獻報導，利用「乳房重建手術」，除了能重建失去的乳房外，也能穩定情緒，降低病人的焦慮，兼具有心理治療的效果。但乳房重建手術和一般的整形美容手術不同，需要病人與醫療團隊密切配合，除了考慮疾病的治療外，病人的期望及心理狀況，也要慎重討論。

❤ 44 歲的于婷：
為求活命，切除全乳，她有機會再完整一次嗎？

因罹癌而婚姻出狀況的故事，不只出現在八點檔裡，在乳癌個案裡也不少見。但于婷的故事，是往好的方向發展。

于婷是三陰性乳癌第三期患者，發現乳癌是因為有一次陪4歲女兒玩耍時，偶然觸碰到右胸外部下圍，摸到一顆小石頭似的硬塊而去就診。

結果當然不是小石頭這麼簡單的事情而已。她因為腫瘤比較大，還有些鈣化點比較分散，醫師建議要全乳切除。

當我到她面前時，她已經哭得無法思考，不單是因為得癌症，更心疼女兒會不會小小年紀就失去媽媽，一心只求活命。她和先生立刻達成共識，接受所有醫療計畫。

于婷是個很乖也很配合的病人。全乳房切除手術順利，接著她熬過了8次化療、25次放療，掉頭髮、長疹子、嘴破、黑色素沉澱……，該有副作用都沒有少。因為不想讓女兒看到自己狼狽的樣子，早就送回娘家請媽媽帶。

為母則強，我也很高興看到來回診的于婷漸漸走出副作用的折騰，頭髮也慢慢從Q毛的鋼刷長到耳下，看起來恢復得不錯。

就這樣相安無事過了 4 年。有一次再遇到于婷回診，她看起來有點心事。我跟她聊了幾句後，輕輕問她，「妳還好嗎？」她看了我幾秒，吸了口氣，才把心底的話和盤托出。

「我想離婚算了，好想放我老公自由……。」原來全乳切除 4 年後，她跟先生就沒辦法再有親密關係，甚至連先生的碰觸，都會讓她全身緊繃，有時緊張到竟然想吐。

「我先生很貼心，他沒有在我面前說什麼，但我知道他會自己解決生理需求。這個情況我沒有告訴任何人，我覺得好丟臉，即使是很親密的閨密，我都說不出口。」于婷看起來真的很沮喪。

我問她，是不是覺得自己身體有殘缺，感覺自卑？如果是這個原因，可以考慮乳房重建。我幫她準備了相關資料，也協助安排她到整形外科掛號。

她告訴我，在選擇要不要做乳房重建前，她先跟先生說出真心話，坦白告訴老公，可以離婚。

「我說的時候沒有哭，因為我的眼淚已經流乾了，可是我老公哭了。」于婷告訴我，她的先生說，這些日子以來，他不知道該怎麼跟于婷相處，想要親近卻被推開；想要說安慰的話，又怕說錯話。老公希望她能相信自己，不管身體有沒有乳房，依舊能當媽媽、當老婆，更能當個完整的女人。

第四章　手術治療　111

後來于婷真的做了乳房重建。她告訴我，想重建原因真的也很簡單，就是不想在有生之年，讓鏡中殘缺的影像不斷提醒她生病的過往。

我想，如果能讓病友因為看到正常的身體覺得開心，又為何不這麼做呢？重建一個完整乳房，也許就是病友送給自己最棒的禮物。

Q 想做乳房重建，有哪些做法與考量重點？

台北榮總重建整形外科主治醫師馮晉榮解釋，乳房重建依照手術時間點，可以分成兩種：

1. 立即性重建

乳房外科醫師為病人執行全乳切除手術，由整形外科醫師接手進行乳房重建手術。

優點是可儘量保留乳房表面組織，包括皮膚、乳頭、乳暈；疤痕小，外觀也最接近自然，病人能較快回到正常生活，重拾自信心。

能夠保留乳頭、乳暈的病人，一般建議可做立即性重建，

以免未來做延遲性重建時，乳頭乳暈的位置可能偏移；但也可以先放組織擴張器，儘量維持組織原本的樣態，將來再做任何方式的重建，美觀上都會好很多。

但當乳房皮膚不夠或術後必須接受放射性治療時，就要採取兩階段的重建方式，先放入擴張器，接著定期返回整形外科時，在組織擴張器內打水，把皮膚延展到一定程度，期間約需 3～6 個月；或在完成放射線治療療程後，再將擴張器取出，植入義乳。

以榮總為例，自體組織立即重建的患者，進行手術、麻醉時間會比較長、手術後須進入整形外科加護中心約 3～5 天，密切監測皮瓣循環狀況。患者的活動會被限制，而且會放置尿管，確認新的乳房血液循環良好再轉到普通病房。通常住院天數長達 10～14 天，依照每個病友傷口恢復狀況而定。

不管哪種重建都有其風險，但比率不高。例如義乳重建後也可能出現莢膜攣縮、自體的皮瓣重建則有微小的皮瓣或脂肪壞死等併發症風險。

每種處置都有其風險，重要的是要傾聽自己內心的聲音，和醫師充分討論，再做抉擇。

2. 延遲性重建

顧名思義，即全乳切除後沒有立即重建，可能經過數年再進行重建。

Q 乳房重建對乳癌患者安全嗎？如何考慮重建的時機？

如果重建對乳癌患者是不安全的狀況，就不會是臨床上提供給病人的選項。所以，這一點真的不用擔心。

各醫院的追蹤報告也發現，病患的局部復發率在統計學意義上並未提高。同時研究也發現，乳房切除術合併立即或延遲性乳房重建，對乳房全切除後降低心理創傷有非常大的助益。

因此，針對需要面臨乳房全切除的病友，醫師通常會主動提及重建的選擇。尤其對比較早期的乳癌患者，會鼓勵做立即性重建。重建的選擇性也多樣化，包含義乳式重建或自體組織重建。

至於比較晚期的乳癌患者，可能在手術後需要接受放射線治療，在重建的選擇上較受侷限，醫師也許會建議患者考慮延遲性重建。

當然第一時間聽到罹患乳癌，一下要決定自己的治療方

針,一下又要考慮要不要重建,許多人都難以立刻做決定。這時候其實不要心急,可以先與整形外科會談,了解重建的相關細節,再做出排序。

也可以先把重心放在治療上,等身體恢復健康、體能上了軌道,再來與整形外科醫師好好討論延遲性重建的細節,包括罩杯大小、位置、感覺等等,反而更有機會打造出自己最喜歡的模樣。

Q 乳房重建,用自己的身體組織和義乳的差異?

乳房全切除之後,想要有一個新乳房,主要有 2 種做法,分別為植入義乳,以及自體組織(皮瓣)移植,由整形外科醫師執行(見圖表 4-6)。

乳房重建手術,還有乳頭、乳暈重建手術屬於全自費手術,健保並不給付。另外可以向私人保險公司詢問是否給付。

圖表4-6 植入義乳或是自體組織皮瓣移植，兩種乳房重建方式比較

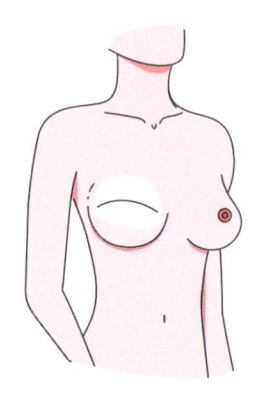

植入義乳 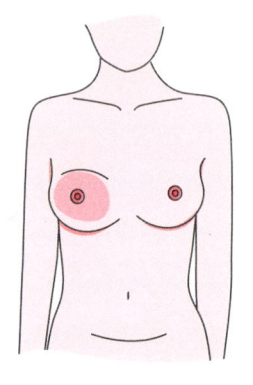　　　　　　　自體組織皮瓣移植

	植入義乳	自體組織皮瓣移植
手術方式	乳房切除後隨即植入義乳。或是透過兩階段手術：第一次植入組織擴張器，經過3～6個月擴張，再置換成義乳	取下腹部或大腿內側或是臀部的皮瓣組織，連同皮膚、脂肪、血管，透過顯微手術移植至乳房
住院天數	第一階段：2~3 天 第二階段：2~3 天	7~10 天
恢復期	2~4 週	6~8 週
傷口	乳房切除傷口	乳房切除傷口、下腹部傷口
外觀	比較堅挺，穿著內衣時外觀對稱，觸感較不自然	外觀自然垂墜，觸感自然且柔軟

	植入義乳	自體組織皮瓣移植
感覺	因乳房切除,會缺乏感覺	因乳房切除,會缺乏感覺
併發症	● 義乳位移、破裂 ● 夾膜攣縮、感染或皺褶 ● 可能發生植入物相關長期併發症	● 部分脂肪組織壞死(3~13%) ● 部分皮瓣壞死(1~2%) ● 腹部後遺症,例如疝氣、無力等(1%) ● 皮瓣血管栓塞(1%)
優點	手術及恢復時間短,無需另外傷口	觸感及外觀自然,可以同時緊實腹部
缺點	● 沒有自然乳房質地 ● 外觀較堅挺、無自然垂墜 ● 觸感隨時間較不自然 ● 可能有長期併發症	● 腹部有額外傷口 ● 手術及麻醉時間較長 ● 恢復時間長 ● 腹部無力或疝氣
適合狀況	● 需要快速返回職場 ● 沒有足夠自體組織 ● 對側想同時隆乳 ● 有其他內科疾病,不適合長時間麻醉	● 擔心義乳的長期併發症 ● 預期生命長,想要有自然外觀
花費	自費(整形外科門診諮詢)	自費(整形外科門診諮詢)

諮詢專家:台北榮民總醫院重建整形外科主治醫師馮晉榮,連珮如整理

第四章 手術治療

Q 乳房重建，會不會影響後續乳癌的追蹤及復發？

一般來說，乳癌的復發有較高的機會在表淺處，有四分之三是在皮下脂肪，這些皮下脂肪因為可以觸摸得到，每個月的自我檢查或醫師的例行檢查通常可以發現。

另有四分之一的復發是在深層，位在肋骨之下或肋膜及肺部，這些復發則必須經由骨骼掃描或電腦斷層才能偵測出來。

但重建並不影響檢查的準確性。國外研究統計亦指出，接受乳房重建並不會影響腫瘤局部復發率跟全身性轉移機率。

Q 重建後的乳房還有哺乳功能嗎？

沒有。全部切除後的乳房重建，可選擇的方式雖多，但不論是以自體組織或以植入義乳重建乳房，都只能儘量相似於對側乳房外形，重建後的乳房並沒有原本乳房的功能，無法哺乳，同時感覺也較遲鈍。

至於接受過乳房保留手術及放射線治療的女性，除非乳暈下的主要乳管被切除，否則乳房腫瘤切除並不會影響哺乳；但是手術及放射治療後，可能會在哺乳時較容易造成乳腺發炎等

問題。

另外，接受放射線治療、含有放射性物質的檢查及化學藥物治療時不建議餵母乳，因為大多的化學藥物會經由乳汁分泌出來。

乳癌並不會經由哺乳而傳染給寶寶。不論接受哪一種手術，都還是可以利用另外一側健康的乳房哺餵母乳。如果寶寶因為特殊營養需求而需要母乳時，也可以考慮向母乳銀行尋求協助。

Q 我的乳頭、頭暈能保留嗎？若無法保留，也可以重建？

有經驗的多專科整合團隊，在手術中會針對乳頭、乳暈後方施以冰凍病理檢查。沒有癌細胞侵犯的病人，可以接受乳頭、乳暈保留式全乳切除手術搭配立即乳房重建。甚至可以透過內視鏡或是達文西機械手臂輔助，完成全乳切除手術，減少乳頭、乳暈壞死機會及疤痕長度，提升外觀滿意度。

無論選擇哪一種方式進行乳房重建，都可以接受後續的乳頭和乳暈的重建。

重建的時機，通常需等待乳房重建手術整體外形完成後至少 6 個月後再做；乳頭和乳暈重建的方法亦有多種，一般而言都可達到滿意的外觀。

全乳切除，仍可保有亮麗外表

60 歲的惠美：
愛跳舞的辣媽切除右乳，依然美麗

對於惠美，我印象很深刻。她來院做第一次化療的那一天，正是她 52 歲的生日，我一得知就送了她一頂頭巾，對她說：「生日快樂。」她默默笑了。

後來熟悉了之後，惠美也漸漸透露自己的心情，其中一段讓我很印象深刻。

她說自己生病前很愛跳舞，跟著老師跳有氧舞蹈、爵士舞、街舞，連中國傳統舞蹈和肚皮舞都能跳，一群跳舞的好朋友都很喜歡穿能展露好身材的舞衣，大家一個比一個還辣。

不過就在她完成最後一次化療的那個周末，跳舞的朋友們都去參加了舞蹈展。她不但不能上台，連到場都不可能，因為她正包著頭巾，忍著不舒服。

看到她不舒服的樣子，先生想安慰。但是聽到先生說：「這都是過程而已，你的不舒服都會過去的。」惠美覺得自己更沮喪了。

惠美形容，一聽先生的話就知道他不懂她的心情。「讓我難過的不是身體不舒服而已，而是看到她們這麼開心在台上亮麗跳舞，但那個曾經跟她們一樣漂漂亮亮的我卻不能在場，而且跟以前差別很大－我掉光頭髮，也失去了右邊乳房⋯⋯。」惠美說，這才是最讓她難以釋懷的創傷。

惠美第一時間沒有考慮重建，因為她曾問過主治醫師。醫師說她的 HER2 陽性兩年復發率比較高，建議她過兩年再看看。她聽從建議，安於當個「少奶奶」，只去試穿、買了專用的義乳內衣。

但在治療告一段落、惠美又恢復跳舞時，她開始後悔沒有進行乳房重建。因為義乳內衣對平常的衣服還可以應付，但是要穿著跳舞那種布料少的衣服，就沒有辦法了。

於是惠美追蹤回診時，提問了重建的可能性。她先去了解自體移植和裝義乳的優缺點。她擔心自體移植有可能日久還是會硬化，到時候會難判別是不是乳癌復發，而且手術後還要加護病房住 3 天，因此先不予考慮，轉而考慮義乳重建。

惠美告訴我，整形外科醫師提醒她，因為熟齡女性的乳房

第四章　手術治療　121

開始下垂,單側裝置義乳的話,一邊下垂一邊堅挺,可能看起來高低不同。

她說自己一想起「高低奶」這個可能性,就不禁笑了出來,也覺得日子過得好好的,再重建好麻煩;也想自己都到這個年紀了,也可以克服現在的狀況,就繼續當個少奶奶吧。

她也常常熱心跟病友分享,比起胸型,她覺得髮型更重要。她在掉髮期間,會把買來的假髮帶去給熟識的美容師,請美容師幫忙把假髮「剪一剪、燙一燙」。也曾在網路上看到喜歡的髮型,試著自己動手想把假髮剪成那樣,很會在生活裡自己找樂子。她嘻嘻哈哈地說:「愛漂亮就是我最無敵不敗的動力,我就是名符其實的少奶奶!」

Q 如何挑選合適的義乳式內衣?

以台北榮總為例,手術後醫師看過傷口後,即可開始使用醫療型手術後內衣,或可先穿戴無鋼圈的內衣。此時手術部位可能還有腫脹,暫時不宜選購義乳式內衣,否則形狀及大小的選擇可能會有誤差。

國內有很多家專門提供術後內衣資源的廠商,例如芙爾摩

莎（醫療輔助機能內衣）、靖騰生技（醫療級術後內衣）、華歌爾等等，患者可依需求選購。

手術 6 至 8 週後，手術部位已逐漸消腫，此時經醫師同意後，可找專業的義乳公司，量製選購適合的義乳和義乳胸罩。

關於義乳胸罩，目前市面上有兩種：活動式義乳及固定式義乳胸衣。前者需購買一個大小適合的矽膠義乳及可放入義乳的胸衣；後者則是將義乳縫合固定在胸衣上。可試穿後選擇覺得舒適、方便且自然的義乳胸罩。盡量選擇肩帶較寬、包覆性較好的內衣。

專門提供義乳式胸罩內衣的廠商，例如華歌爾麗曼瑪（醫療輔助機能內衣、外用義乳）、夢娜義乳（Amoena）、花心思（義乳胸罩）等等，大多採預約制，可先電話聯繫。

Q 少奶奶的日常衣著有哪些建議？

可多選擇胸前打褶、蝴蝶袖或連袖的衣服，搭配絲巾、披肩，或是外罩的長版或短版背心。避免太軟質或貼身材質，利用剪裁線，也可打造服裝立體感。以上小技巧，都能減低胸線的明顯程度，也能修飾身形。

第五章

化學治療

32 歲的小堇：
婚禮前發現罹癌，接受化療期間還拍了超美婚紗

見到小堇，是她的男友陪伴來聽報告的那一天。

她說，原本預計要在那年情人節結婚，但一切都被公司的例行健康檢查報告打亂了。

小堇說自己平常身體健康，雖然沒有規律的運動習慣，但也會跟著男友在假日一起去健身房運動。那時為了婚禮穿婚紗好看，還在節食中，完全沒有任何不舒服。

直到公司例行健檢那天，她的乳房超音波檢查發現異常。

抱著「應該不會有事」的心情,她到醫院複診。結果完全出乎意料,竟然被宣判罹患乳癌。

從確診到進行手術,我每次看到小菫,她的男友都陪伴在側,看起來比病人還擔心。那時,她相信自己屬於100％可痊癒的那一邊,所以算是非常理性的好病人。

小菫後來才告訴我,她的樂觀假面具,在一個對別人來說很奇特的時間點,突然破碎了。

原來從得知罹癌後,男友希望小菫先好好放心治療,因此把婚禮往後延期,想等女友完全復原再一起步上紅毯。

小菫的治療是要在開完刀後接受化療,預計要做8次。她說自己很努力配合醫囑,忍受副作用,每3個星期打1次化療的療程,眼看著已經撐了過半。

我原本並不知道小菫發生了什麼事,只是那天打電話給她詢問治療狀況時,聽得出來她的狀況不太對,好像很沒精神。我不禁多問一句:「妳還好嗎?」

當下小菫就哽咽了,把她昨天對男友怒吼的過程,邊哭邊描述給我聽。

昨天,她男友隨口提起:「我們在婚禮展預訂的婚紗拍攝期限,好像快截止過期了。」

小菫當下就爆哭,對著男友吼:「你一定要選在我頭髮都

掉光的時候嗎？我現在這樣子能拍出什麼鬼照片？」

「我以為我很好，可是原來我很害怕自己現在的樣子，是不是再也變不回原來的我了？」小堇啜泣著說，「現在叫我去拍婚紗，是不是太過分了？」

我一邊聽她哽咽說委屈，心裡默默想著可以怎麼幫她度過這個心理關卡。

我告訴她，其實化療帶來的不適並不會一直持續，她可以選擇把下次化療的時間延後一星期，然後在副作用最輕微、甚至沒有不舒服的時候，去拍婚紗。

我建議她去醫院或基金會的癌症資源中心挑一頂假髮，戴著去婚紗公司試裝；別忘了，許多準新娘在拍婚紗照時也會用假髮變換造型。

我們聊了一會兒關於化妝、頭髮的細節，聽得出來她已經開心多了，不像剛接起電話時那麼沮喪。

掛斷電話後，她發了訊息給我，跟我說，「謝謝你跟我說這麼多，這些都不是妳的工作項目，謝謝妳。早知道這樣，我昨天也不用哭了，我的眼淚都白流了……。」

過了幾星期，我收到她傳來的婚紗照。任誰也看不出來，新娘還在化療期間。

準備開始化學治療之前

根據中華民國乳癌病友協會 2024 年公布的調查報告顯示,女性面對癌症最怕的事情,前三名是:

1. 擔心造成自己與家庭的經濟負擔。
2. 害怕成為家人的照顧負擔。
3. 懼怕治療副作用。

面對未知的手術、化療、放療、標靶等種種治療,對絕大部分癌友來說都是壓力。尤其在聽到醫師必須做化學治療時,病人的第一反應大多是恐懼,憂心副作用大而難以接受。

我很認同本身是乳房外科醫師、同樣也是乳癌患者的中國醫藥大學附設醫院鄭伃書醫師的形容。她說,如果把治療過程當成搭飛機旅行,副作用就像在空中遇到亂流等狀況。在起飛前,空服員如能先詳細說明安全指示,真的遇到問題時,乘客就會知道怎麼應對。

透過一些事前準備、先了解可能會產生的副作用,預先調整自己的生活型態,就可減輕治療期間的身心負擔。

Q 哪些乳癌病人需要做化學治療？

乳房外科陳彥蓁醫師說明，雖然手術能夠切除癌症病灶，但因為癌細胞十分微小，潛伏在體內，無法由手術切除，適當的手術後輔助性化學治療，才能夠抑制這些看不到的癌細胞，降低手術後復發及轉移的風險。

化學治療是以多種配方組合藥物，經由注射進入全身血液循環，攻擊殺死或抑制癌細胞生長，以達到控制、治癒癌症的目的。

醫師會建議高復發風險病友接受化療，包括：腫瘤較大、腋下淋巴結有轉移、HER2 陽性、三陰性乳癌、細胞生長的速度（Ki-67 腫瘤參數）及停經前的癌友。

化學治療目前仍是乳癌治療主力，對控制乳癌病情有顯著效果，可提高治癒率，降低復發和轉移風險，延長存活期。

Q 有沒有機會可以不做化療？

的確，化療對於某些狀況下的乳癌，可能沒有幫助，這些

乳癌或許僅需要荷爾蒙治療，因為它往往具有很強的荷爾蒙接受體表現，並且 HER2 表現很弱，稱為管腔 A 型。

管腔 A 型乳癌通常生長速度較緩慢，因此對化學治療控制的反應率較低，復發風險也較低，能省略化療的病友，大部分是管腔 A 型乳癌，且是屬於低復發風險級別的癌友。

但如何準確辨別誰是上述癌友呢？感謝精準醫學的進步，透過次世代基因定序進行多基因檢測，可用更客觀的數據去挑選出這族群的癌友，放心省略化療。

隨著分子生物學的進步，現今可以利用自費多基因分析檢查，例如安可待（Oncotype Dx）、欣扶妳（MammaPrint）、EndoPredict、安欣娜（Prosigna）還有芮可盈（RecurIndex）等檢測工具，分析癌細胞基因表現，進而評估其復發風險和化療有效程度。

目前市面上有好幾種檢測工具，醫師會根據病人情況，建議選擇用哪一家次世代定序檢測，協助判斷患者是屬於高復發還是低復發風險族群。

如果基因檢測結果是低復發風險，表示化療的壞處可能超過好處，可考慮不需要做化療，但並不保證未來不會復發。與醫師充分討論，選擇最適合自己的治療計劃，將是戰勝乳癌的最佳策略。

Q 打化療，代表什麼事情都不能做了？

不是。對患者來說，無論是手術前、還是手術後的化療，最大的恐懼還是擔心化療的副作用。這一點可以理解，但也請不要先拿刻板印象來嚇自己。以現在的醫療照護能力，大多數的治療副作用，都有藥物可以舒緩改善，連中醫也能幫助減輕副作用。

經歷過化療的病友說，每次化療就像感冒，有幾天會比較不舒服，接著身體狀況會慢慢好轉，等到差不多恢復體力時，再面對下一次化療。

Q 開始化學治療的療程之前，病人可以先做什麼準備？

<u>**看牙醫，檢查口腔健康狀況**</u>：有些化學藥物會造成口腔黏膜破損，導致治療期間咀嚼、吞嚥困難。可以在開始化療兩週以前，先去看牙醫進行口腔檢查，將現有的蛀牙、牙周病等口腔問題先處理好，能有助預防在化療期間，口腔問題惡化，甚至是感染。

準備假髮或頭巾、保護頭皮的軟帽：化學藥物也會破壞正常的毛囊細胞，七成到八成的癌友，會在開始化療起第三週開始大量掉髮，其他身體部位，例如眉毛、腋窩、陰部也會發生脫毛的現象。

請不要擔心，絕大多數的化療期間落髮，是暫時性的，在療程結束之後，頭髮就會慢慢長出來。如果害怕真的開始大量落髮時，會對自己的心情造成太大的衝擊，可以考慮先剪短、甚至是直接剃掉。

在展開化療之前，可以先購買或租借透氣舒適的假髮；也可以買些漂亮的頭巾，先練習不同的綁法。

當化療注射時或落髮期間，也可以使用冰帽，來減緩不適感。另外，準備柔軟、不刺激、保暖的軟帽，能夠保護頭皮，避免傷害或受寒。

此外，在確知要進行化療之後，就請盡量避免頭髮染燙，也可以減少對毛囊的傷害程度。

<u>**注重個人衛生**</u>：化療期間免疫力會降低，需要定期針對個人用品消毒殺菌。像是個人衣物、床單、餐具、盥洗用具及居家環境等，都需要保持清潔；如有出入公眾場所，也要戴上口罩、勤洗手，避免細菌、病毒感染。

攝取均衡營養：化療前，保持均衡多元飲食，多攝取肉、

蛋、蔬菜、水果等原型食物，除非食慾不佳，否則此時不需特別吃高營養補充品。

注意避免生食，像是生魚片、生菜沙拉、剉冰類的冰品、半熟蛋等，化療前、化療中及化療後，最好都不要吃，以避免感染，確保身體健康。

至於帶皮水果可以吃嗎？原則上不需特別避開，只要多清洗幾次，吃之前再用冷開水沖過即可。若還是不放心，就挑選可去皮的水果品項，但無論是否去皮，都要注意水果的新鮮度，別吃已發霉、有表皮損傷或是蟲咬過的水果。

其他一般食物，充分煮熟後要盡快食用，不要在室溫下置放過久。

由於開始治療後，要盡可能避免口腔、腸胃道黏膜刺激，可以在治療前就減少攝取麻辣、油炸、高溫的食物，漸漸調整飲食習慣。

規律的運動，正常生活：化療會影響體力與免疫力，但不代表就需要一直待在家裡。還是可以正常出門活動，只是盡量避免人潮過多的集會場合或密閉空間。同時記得適度曬太陽、但要做好防曬，以防色素沉澱，同時要保持規律運動習慣，可強化免疫力、降低化療疲憊感。

認識化療藥物和副作用

Q 常見的乳癌化療藥物有哪些副作用?

簡單來說,化療藥物依功能分類,可分為抑制細胞分裂、抑制細胞複製、抑制細胞代謝 3 大類,各會造成不同的副作用,見圖表 5-1「常見的乳癌化療藥物與副作用」。

Q 術前化療、術後化療,醫師如何為病人制定化療計畫?

腫瘤內科趙大中醫師指出,乳癌的化學藥物治療,根據施打時間、劑量和頻率不同,大致可分為以下 5 種:

1. 前導式化療:也就是所謂的「先化療再手術」,主要目的是讓腫瘤縮小、評估化療療效。通常腫瘤太大、三陰性乳癌或是 HER2 陽性乳癌病人,可以先進行前導式化療。

2. 輔助性化療：一般指手術後化療。開刀切除腫瘤之後，為殲滅殘餘看不見的癌細胞、減少復發，會做輔助性化療。

3. 緩解式化療：針對已經轉移、晚期的病人，目的是控制腫瘤大小、緩解症狀，提升病人生活品質、延長存活時間。

4. 劑量密集性化療：一般指將原本每 3 週打一次的化療，改成 2 週打一次，比傳統化療密集，需要搭配白血球生長激素，以避免病人白血球過低、免疫力大幅下降。例如針對癌細胞分裂較快的三陰性乳癌，用密集式化療效果較好。

5. 節拍式化療（鐘擺化療）：以每天或每週低劑量、少量多次的方式進行。這種化療作法能夠抑制腫瘤新生血管的內皮細胞生長，同時抑制腫瘤，達到治療的目的。節拍式化療多用於晚期乳癌。

每個病人病情、體質皆不同，要找出適合自己的化療計畫，還是需要和醫生多討論、溝通，共同做出決定。

▌圖表5-1 常見的乳癌化療藥物與副作用

成分名	商品名	給藥途徑	可能的副作用	注意事項
Cyclophos-phamide	癌德星 (Endoxan)	口服 / 靜脈注射	噁心、嘔吐、食慾不振、腹瀉、掉髮、貧血、白血球與血小板減少、遲發性骨髓抑制作用、出血性膀胱炎	補充足夠水分,以減少出血性膀胱炎。需留意是否有血尿或排尿困難的情形。
Docetaxel 俗稱 歐洲紫杉醇	剋癌易 (Taxotere)	靜脈注射	噁心、嘔吐、口腔炎、腹瀉、掉髮、肌肉痛、貧血、白血球減少、血小板減少、虛弱無力、體重增加、末梢肢體水腫、末梢神經病變(手腳麻木感)	1. 最常發生白血球減少,治療後7天應注意衛生清潔和體溫變化,避免感染。 2. 注射期間可冰敷手掌、腳掌,降低藥物對手腳的神經毒性。
Paclitaxel 俗稱 太平洋紫杉醇	汰癌勝 (Taxol)	靜脈注射	輕微噁心、嘔吐、過敏反應、掉髮、肌肉痠痛、水腫、貧血、白血球減少、血小板減少、心律不整、末梢神經異常(手腳麻木或刺痛感)	用藥前會先投予預防過敏的藥物,例如皮質類固醇、抗組織胺。

成分名	商品名	給藥途徑	可能的副作用	注意事項
Doxorubicin 俗稱小紅莓	艾黴素 (Adriamycin)	靜脈注射	噁心、嘔吐、口腔黏膜破皮、嚴重掉髮、貧血、白血球減少、血小板減少、心臟毒性（與累積劑量有關）	1. 心臟功能不全的病人必須謹慎使用。 2. 慎防注射時藥物外滲，造成血管永久傷害。 3. 會使尿液呈現紅色
Epirubicin 俗稱 二代小紅莓	泛艾黴素 (Pharmorubicin)	靜脈注射	噁心、嘔吐、腹瀉、掉髮、貧血、白血球減少、血小板減少、黏膜發炎、體溫過高、心臟毒性（與累積劑量有關）	
Liposomal doxorubicin 俗稱 微脂體小紅莓	力得微脂體 (Lipo-Dox)	靜脈注射	噁心、嘔吐、口腔炎、輕微掉髮、心臟毒性、手足症候群（手腳皮膚紅腫及疼痛）	1. 給藥當天和給藥3天內，冰敷並保持手腳涼爽，可以減輕手足症候群。 2. 副作用的發生率和嚴重程度比傳統小紅莓低。
Fluorouracil	好復 (5-FU)	靜脈注射	噁心、嘔吐、口腔及腸胃黏膜潰瘍、食慾不振、腹瀉、掉髮、低血壓、白血球減少、皮膚長紅疹、脫皮、色素沉著、指甲變形、光敏感	1. 注射期間至注射完成後7小時如嘔吐超過6次或發生意識混亂、嗜睡狀況，必須立即告知醫師。 2. 加強防曬，可以預防臉上長黑斑、皮膚及指甲顏色改變。

第五章　化學治療　137

成分名	商品名	給藥途徑	可能的副作用	注意事項
Capecitabine	截瘤達 (Xeloda)	口服	腸胃不適、皮膚炎、腹瀉、貧血、疲倦、肝功能異常、手足症候群（手腳發麻或刺痛、感覺異常）	1. 治療期間塗抹含尿素（Urea）軟膏或外用類固醇藥膏於手腳掌，可減輕手足症候群。 2. 做家事可戴手套，外出時穿包頭鞋及真皮透氣軟墊鞋。 3. 餐後 30 分鐘內服用。
Eribulin	賀樂維 (Halaven)	靜脈注射	掉髮、疲倦、貧血、白血球減少、血小板減少、心律不整、末梢神經毒性	無
Ixabepilone	易莎平 (Ixempra)	靜脈注射	噁心、嘔吐、口腔炎、腹瀉、掉髮、肌肉痛、白血球減少、虛弱無力、末梢神經病變（手腳麻木感）、過敏反應	1. 最常發生白血球減少，治療後 7 天應注意衛生清潔和體溫變化，避免感染。 2. 注射期間可冰敷手掌、腳掌，降低藥物對手腳的神經毒性。
Gemcitabine	健澤 (Gemzar)	靜脈注射	輕微噁心、嘔吐、輕微掉髮、輕度血球減少、類似感冒的症狀（常見）、皮膚長紅疹、發燒、水腫	1. 給藥注射時間為 30 分鐘，避免增加骨髓抑制毒性。 2. 周邊注射時會產生疼痛，可使用熱敷來減輕疼痛。 3. 注射後如果發生類似感冒症狀時，可告知醫師開藥改善。

138　乳癌，不怕

成分名	商品名	給藥途徑	可能的副作用	注意事項
Methotrexate 俗稱小黃莓	盈壽求得 (Methotrexate)	靜脈注射	輕微噁心、嘔吐、口腔潰瘍、腹瀉、皮膚長紅疹、色素沉著、白血球減少、血小板減少、肝與腎功能受損	1. 需定期追蹤肝功能，並避免喝酒。 2. 加強防曬，可以預防臉上長黑斑、皮膚及指甲顏色改變。
		皮下注射		
	滅殺除癌錠 (Methotrexate)	口服		
Vinorelbine	溫諾平 (Navelbine)	口服	噁心、嘔吐、口腔黏膜潰瘍、掉髮、便祕、疲倦、注射部位反應（紅、腫、熱、痛）、神經異常（麻痺、刺痛、無力）	1. 口服膠囊需冷藏。萬一膠囊有液體外漏，應停止服用。 2. 慎防注射時藥物外滲，造成血管永久傷害。 3. 不可打開膠囊或嚼碎，需與食物併服，不可從鼻胃管灌藥。
		靜脈注射		

諮詢專家：臨床藥師林韋綺，連珮如整理

Q 化療會搭配其他治療同步進行嗎？

腫瘤內科趙大中醫師解釋，醫師會根據治療指引、實證醫學及個人經驗，為病人評估判斷是否需要把化療和其他治療方式搭配使用。

- **化學治療 + 標靶治療**：早期、晚期 HER2 陽性乳癌病人會搭配化療加標靶治療使用。像是賀癌平、賀疾妥等抗 HER2 標靶藥物搭配如紫杉醇及卡鉑；另例如用口服化療藥物截瘤達，搭配口服的標靶藥物泰嘉錠。
- **化學治療 + 免疫療法**：針對腫瘤大於 2 公分，或是有淋巴結轉移的早期高風險三陰性乳癌，不論是否有 PDL 的表現，皆可考慮在手術前使用化學治療合併免疫抑制療法（PD-1、PDL-1 抑制劑），增加腫瘤縮小的機率，縮小手術切除的範圍，並且提升術後病理完全緩解率，做為術後輔助治療的參考。目前常用的處方是：術前 8 次化療＋免疫療法，術後 9 次免疫治療，「打好打滿」消滅癌細胞，能夠預防乳癌復發。

> **Q** 身上裝了人工血管，怎麼照顧？

癌症治療期間，免不了要注射各種針劑。為了減輕挨針之苦，同時避免施打部位的血管因注入化學藥物，可能會變硬或有藥物滲漏的風險，醫師常為癌友裝置皮下注射器，也就是所謂的人工血管，彷彿是病人身上特有的抗癌印記（見圖表5-2）。

人工血管是一種皮下植入式注射座，由輸注座及含鎖扣的導管組成，藉由此密閉系統輸入注射藥物，通常會裝在鎖骨下方的皮下，植入後外觀如十元硬幣大小之凸起，沒有外露管路，對個人日常生活影響較小。

裝置人工血管後，可避免反覆扎針的不適、減少化學藥物滲漏的機率及降低靜脈血管的傷害。

手術方式：採行局部麻醉，不用禁食，手術時間約 1～2 小時，植入後會照 X 光確認人工血管導管的末端位置。

裝上人工血管後，照護重點包括：

傷口照護

傷口約 2 至 3 公分，會覆蓋美容膠和紗布，手術後隔天可

▌圖表5-2 裝置人工血管的部位

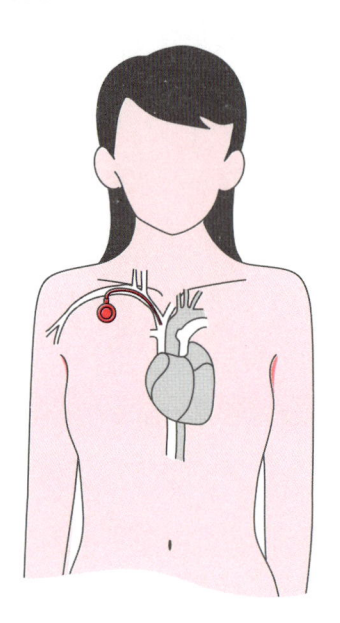

大部分人工血管會放置在病灶的對側,例如腫瘤位在左乳,則人工血管會安裝在身體右側。

取下紗布,病人即可以淋浴。

淋浴後用乾毛巾輕輕按壓美容膠或吹風機冷風吹乾美容膠。不用每天更換美容膠,有脫落再換新的即可。每天觀察傷口有無紅腫、滲液,並保持乾燥。

洗澡時輕柔清洗

使用溫水和溫和的洗劑小心輕柔清洗皮膚,包括導管附近的皮膚;沐浴後用柔軟的毛巾輕輕擦拭皮膚,保持傷口乾燥。

睡覺時避免壓迫

嘗試找到適合而舒適的睡姿,以確保不會拉扯或壓迫人工血管。睡覺時,勿側向人工血管方向,以免長時間壓迫造成阻塞(不小心壓迫到也沒關係,因為人有本能,壓久了就會自動躺平)。

運動禁忌

植入人工血管的傷口癒合、並在諮詢醫護人員後,大多可從事一般活動,例如游泳(但避免仰式)、慢跑、打太極拳、騎腳踏車、健走等都沒有問題。

活動時,應避免導管位置直接受到撞擊,同時避免在水質

不佳的水域活動,以免增加感染風險。植入側之手臂須避免激烈運動,尤其要避免 360 度旋轉手臂外旋動作以免導管移位。此外,應避免壓力變化較大的活動,例如潛水、高空彈跳、跳傘等。

穿著合適的運動服裝,以減少對血管的摩擦,並確保導管固定在合適的位置。

日常生活

植入人工血管的傷口癒合前,最好保持涼爽或穿著透氣衣服,盡可能降低大量流汗的可能。平日可盡量選擇前扣式、較寬鬆衣物,避免舉手過高或拉扯衣物時用力過猛,造成導管移位。背著後背包或側背包時,請勿壓迫裝置處,也要避免直接撞擊注射座。

要特別提醒的是,當化療全部療程結束後,需每 6 至 8 週回醫院沖洗人工血管,避免人工血管阻塞。

至於什麼時候可以移除人工血管?通常治療結束後,即可考慮移除。但是,每個人的疾病狀況不同,還是需與主治醫師討論後再決定。

Q 打化療需要住院嗎？有哪些流程？

化療進行的方式有兩種，一是在門診化療室施打，時間會依據每個人的藥物處方而有所不同、每次施打時間約 2 到 4 小時左右，注射完畢無不適即可返家。另一種是化療前一天下午住院、隔天施打注射完畢無不適即可返家。

以我服務的醫院為例，癌友可以選擇住院，也可以選擇門診施打，要如何選擇，端看每個人的需求。

不管住院或門診打化療，多是在醫院由醫療人員執行，若在注射期間有不適時，隨時有醫療人員可以處理。

有些人是擔心副作用，而選擇住院施打化療。在此提醒病友，化療的副作用大多是在施打後幾天後才出現，很少當下就不舒服；也有些人是因為使用自費藥物，需申請商業保險而選擇住院化療。因此，要在門診或住院做化療，端看個人的情況與意願而定。

一般來說，施打化療前，會先抽血檢測確認白血球、肝、腎功能正常，醫師評估後開立化療醫囑，待化療藥物配送至護理站後隨即進行治療。門診化療或住院化療療程結束後，如無不適，即可返家休息。

Q 有沒有減少化療過程不適的訣竅？

進行化療前，可準備些冰敷用品，在化療時可冰敷手腳，預防手足症候群；注射時可含著食用冰塊，減輕口腔不適感預防嘴破。

此外，化療時可做些自己喜愛的事，例如：聽音樂、看書、冥想、玩手遊、做手工藝等，讓自己不要過度感受到「正在打化療」，盡量把專注力移到愉快且能打發時間的事情上。

但曾有病人跟我說，化療會讓眼睛酸澀，所以閱讀、追劇這類消遣，雖然很容易打發時間，但眼睛卻吃不消；也有人說手掌會起疹子、水泡或手麻，就算想玩手遊、打毛線也很困難。沒關係，還有耳朵可以幫忙轉移注意力。這時不妨戴上耳機，聽聽 Podcast，或是選擇喜歡的音樂，為自己打造一個專屬的冥想空間。也曾有病友靠著聽偶像歌手的演唱會，「嗨」過每次打藥的療程，也變成抗癌路上難忘的記憶。

或者試試正念冥想。兩度罹癌的作家平路，在描述病痛歷程的著作《間隙》書中提到，當疼痛或是不舒服來襲時，她會把自己「想像成一塊小圓石，無論外在如何變化，讓自己躺在水流中休息；任由水聲洶湧，不必跟波濤而多做反應……」，

把自己與疼痛「拉出一個距離」。下次當疼痛或不適感來襲時，你也許也可以試著練習看看。

> **Q 最常見的化療 7 大副作用，有什麼解方？**

事實上，不是每一種化療藥物都會引發所有的副作用。尤其是現在醫療進步，以下 7 大化療副作用，都有對應的方法來舒緩。

1. 噁心和嘔吐

- 醫師會開立止吐藥物來幫助減輕噁心和嘔吐。
- 少量多餐，細嚼慢嚥。
- 採行治療前吃七分飽的原則。
- 避免在進餐前、用餐時喝太多水，可減少飽脹感。
- 避免太甜膩，或者油炸的食物。
- 覺得噁心時，試著深呼吸，或嘴裡含著薑片、酸梅來緩解。
- 嘔吐後漱口，注意口腔清潔，避免異味殘留。

2. 腹瀉

- 少量多餐。
- 採清淡流質低纖維飲食，如稀飯、麵條、吐司等，減少高纖飲食。
- 避免刺激性的食物，如麻辣鍋。
- 避免食用牛奶或奶類製品。
- 多補充水分及電解質，以免脫水。
- 必要時使用止瀉劑及溫水坐浴，保護肛門黏膜。
- 如果腹瀉一天超過六次以上（水瀉）時，若使用止瀉藥仍無改善，必須就醫。

3 便祕

- 食用高纖維的食物：如橘子、桃子、梨、蔬菜、麥片粥、黑棗汁。
- 沒有特別限水的患者，可多喝水。
- 體力許可時，應適當運動如散步，並維持定期排便的習慣。
- 糞便過硬時，依醫囑使用軟便劑及溫水坐浴，以減輕肛門不適。
- 可以與醫師或營養師討論後，服用酵素或表飛鳴。

4. 嘴破、口腔和咽喉潰瘍

- 避免過酸的果汁或刺激性食物。
- 保持口腔清潔,避免感染。吃完東西後立刻以軟毛牙刷刷牙和清潔口腔;每 2 至 4 小時漱口,保持口腔濕潤,但要避免使用含酒精及過鹹的漱口水。
- 無特別限水的患者,每天攝取 2000～3000cc 水分。
- 避免吃粗糙或太熱、太乾及會刺激口腔黏膜的食物,如:過辣、太酸及油炸。
- 不要抽菸和喝酒,要多攝取富含蛋白質與維生素 C 的食物。
- 經醫師評估後,可以使用口腔防護凝膠。

5. 骨髓造血功能的抑制

抗癌藥物會影響骨髓的各種血球製造功能,例如紅血球、白血球、血小板等,可能導致免疫力低下,容易感染、貧血及出血。

- 經常洗手,加強個人衛生,尤其是餐前及如廁後。
- 避免接觸感冒等有傳染風險的病人,減少出入公共場所,外出時請戴口罩。

- 維持室內環境清潔，減少物品的擺放，尤其鮮花更應避免。
- 避免外傷，以免增加感染的機會。
- 進食以熟食為主，避免未煮熟的食物。
- 改變姿勢時，如由平躺轉坐姿或站立時，動作宜緩慢，避免頭暈而跌倒。
- 紅血球過低，醫師可能會建議輸血，以便改善貧血的不適感。
- 白血球過低，接受第一次化療後，醫師通常會依照藥物處方，在適合的時機點（例如歐洲紫杉醇 7～10 天，小紅莓 10～14 天）請病友回診抽血檢查。
- 如果白血球小於 1000 或嗜中性白血球小於 500，醫師會開立白血球生長激素注射劑，避免白血球數值繼續往下掉，感染風險增加而被退貨，中斷療程。
- 提醒使用升血球的針劑，會有輕微發燒、骨頭疼痛狀況，這是藥物本身的副作用，不用太過擔心。
- 癌友也可以主動詢問醫師，是否需要使用升血球針劑。

6. 掉髮

治療乳癌的化學藥物大多都會造成掉髮，是否為避免落髮

副作用而選擇自費用藥,可以和主治醫師討論。但落髮只是化療藥物的暫時性副作用,等到化療結束之後,頭髮就會開始長出來。

- 可預先剪短頭髮,也可使用假髮、絲巾、帽子或適當的髮飾。
- 掉頭髮是暫時性的。此時整理頭髮時,動作盡量輕柔,選擇較溫和的洗髮精,避免使用染髮劑、髮膠或燙髮。
- 可以使用冰帽來減緩掉髮期間頭皮的不適,可依醫院設備和醫護人員討論是否使用「頭皮冷卻」設備,降低掉髮的程度。

7. 疲憊

- 化療後 3～7 天,會感覺特別疲憊,且可能持續到整個化療的療程結束。
- 充足的休息,若體力許可,規律的適度運動可以減輕疲憊感。
- 局部按摩,促進血液循環,增加舒適感。
- 進食量少、營養不良會增加疲憊感:建議每日／每公

斤體重應攝取熱量 25 ～ 30 大卡及蛋白質 1.5 公克。
- 病人的身體質量指數（BMI）盡量維持在 22 ～ 24。體重過重者維持目前體重，體重過輕者建議增重。
- 請教營養師或營養諮詢門診，幫助選擇正確的營養補充品。
- 可尋求專科中醫師協助，透過穴位按壓舒緩疲倦感，甚至減少癌症及術後病人噁心嘔吐的情形，並改善睡眠及生活品質。

Q 化療落髮，多久之後可以長回來？

雖然的確有極少數的化療藥物會造成永久掉髮，但大多數患者在化療結束，隨著藥物逐漸代謝排出體外後，毛髮便會慢慢重新長出來（見圖表 5-3）。

有些人發現，化療後新生的頭髮，感覺比較捲曲、髮色也較淺，擔心是因為毛囊受損。

其實不用太擔心。由於細胞需要時間修復，一開始長出來的頭髮的確可能較細軟且呈毛茸狀、甚至容易斷裂，可能分布得很稀疏，頭上還是會有光禿的區塊。

圖表5-3 化療落髮之後，長回頭髮的時間和髮質變化

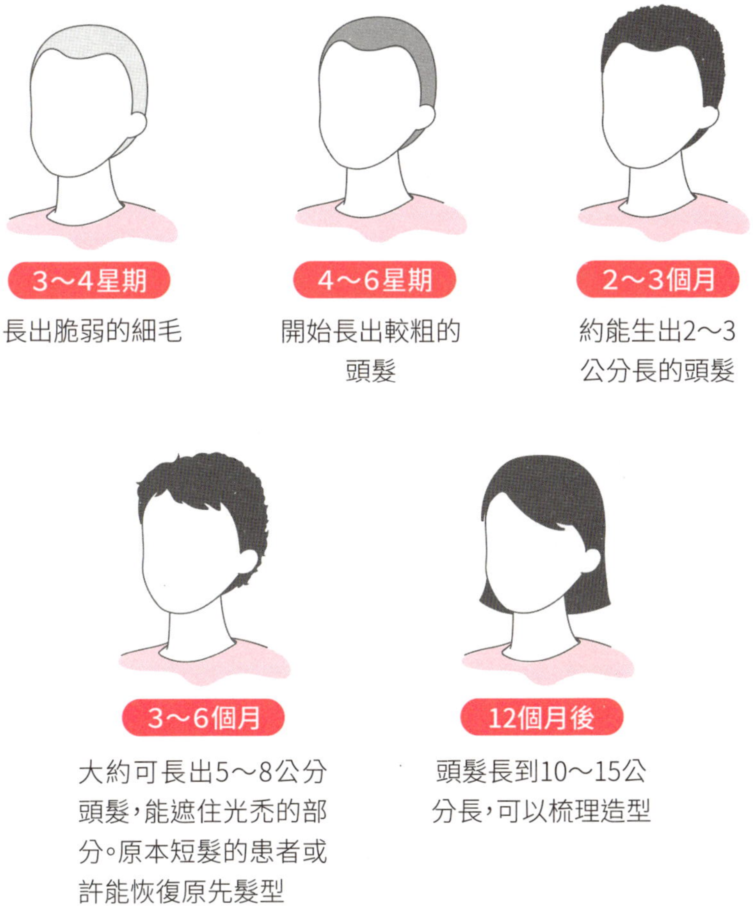

3～4星期
長出脆弱的細毛

4～6星期
開始長出較粗的頭髮

2～3個月
約能生出2～3公分長的頭髮

3～6個月
大約可長出5～8公分頭髮，能遮住光禿的部分。原本短髮的患者或許能恢復原先髮型

12個月後
頭髮長到10～15公分長，可以梳理造型

第五章　化學治療

此外,也有部分病友重新長出的頭髮會呈現捲曲、亂翹、髮色可能也較淺或較為灰白。但這些多為短期現象,隨著時間過去,頭髮會慢慢恢復原狀。但若已經是容易長白髮的年齡,髮色就更容易偏淺,這些都屬於正常情況。

❤ 懷孕準媽媽 Lulu：
「可以等我挑個黃道吉日生下小孩再治療嗎？」

Lulu 是我的個管師生涯中,覺得非常感動的個案。她所有生命意外都在同個時間出現,甚至面臨「懷孕中要治療、還是要保小孩？」的選擇題。

她在 2014 年 1 月結婚,2 月度蜜月,那時已經懷了寶寶,預產期是 5 月。Lulu 一邊勤練孕婦瑜珈希望順產,一邊規劃著要帶著心肝寶貝,飄洋過海去上海,和在那工作的先生相聚,共創小家庭三個人的全新未來。

3 月一個平凡的日子,Lulu 摸到自己乳房好像有個硬塊,心想應該是懷孕造成乳腺變化。她趁著產檢跟醫師提起,醫師要她去做超音波檢查,探頭一掃就說不對,必須趕快進行穿刺檢查。

老天可能覺得這樣的劇本太普通。就在 Lulu 要去醫院做

穿刺檢查的前幾天，派駐上海的先生竟然發生意外。他因為參加當地的業餘美式足球隊，周末練球時被猛力衝撞，當場眼窩骨折和腦震盪，一時半刻無法回到台灣。

返診聽取乳房穿刺報告那天，Lulu孤身挺著大肚子到醫院。一聽到確診乳癌，忍不住當場痛哭，既擔心先生的傷勢，也擔心腹中八個月大的寶寶，更不解身體健康也愛運動的自己，為什麼會在這個時候罹癌？

Lulu與主治醫師討論治療方式，她希望先懷孕到足月再動乳癌手術。醫師評估她可以繼續懷孕，先做局部切除，等小孩生下來，再把該做的治療補齊。

接著，先生順利從上海回到台灣，跟她住進同一家醫院，準備要開刀做眼窩骨破裂的整形修復手術。

怎知道，Lulu的病情還有新意外發生。

準備局部切除手術前，醫院照標準流程為她施行術前相關檢查。Lulu說：「我遇到另一位貴人，他是影像科醫師，在為我做乳房超音波檢查時，也掃描腹部，發現肝臟異常。當下他立刻通知我，也趕緊通報主治醫師，並改變治療流程，原定隔日的手術取消，轉做肝臟穿刺檢查，發現竟是乳癌已肝轉移。」

於是，Lulu想把寶寶好好養在子宮裡，等足月再生產的心

願,無法實現了。產科醫師評估寶寶生長狀態沒有問題,決定近日先剖腹。

好想為孩子做點什麼事的她,抱著一絲期待問醫師:「我可不可以去幫寶寶選個良辰吉日?」

「不行,明天就是開刀日,你是第一檯刀。」醫師斬釘截鐵地回答。

Lulu記得,剖腹生產那天,開刀房溫度很低,寒意和憂懼讓她全身顫抖。她回憶:「這時在開刀房待命的小兒科醫師伸手握住我,輕聲說:『沒事的。』那位醫師眼神安定柔和,雙手好溫暖,我一輩子都難以忘記那一刻。」

Lulu的女兒出生只有1900公克,立刻被送往小兒科加護病房。已經當媽媽的她住在婦產科病房,當爸爸的先生在整形外科病房,一家三口,因為一連串意外,竟然住在同一家醫院的不同病房裡。後來她跟先生回想起這一段,還開玩笑說,要不是因為醫院不能男女同房,不然真可以包個「家庭房」。

上天眷顧,Lulu的寶貝女兒雖是早產,但成長很順利。生產前,她曾計畫想要親自哺餵母奶,但因為已經開始化療,親餵母乳當然不可能實現,「做為母親,我真的好希望寶寶也能被『黃金初乳』帶來的免疫力保護啊。」

聽到這些話,我聯繫了母乳銀行,實現Lulu想給寶寶喝

到黃金初乳的願望。她的女兒從巴掌仙子穩定成長，現在已經上小學了。只要能為孩子做的，她都想要完成，這份愛，應該也是幫助她撐過乳癌治療的力量來源吧。

為了不要留下後患，Lulu 選擇乳房全切除且未重建，開刀前，她先去拍了寫真集留念，「將來我們母女一起欣賞，我有過很漂亮的胸部呢！」

化療期間，必須出國工作或是想去旅行

有夢想支持的 Alsa：
每次化療都是一大蛻變，生命不會永遠都在低潮

Alsa 在 2017 年 9 月確診乳癌，接受了全乳切除手術和 6 次化療。

手術順利復原，化療卻讓她吃盡苦頭。「沒有想到化療的副作用，造成我的手足紅腫疼痛無法走路，腹瀉、紅疹爬滿了臉，還遍布全身，食不下嚥⋯⋯，心理承受巨大的壓力與煎熬。」

結束第 3 次化療的療程，Alsa 決定買張機票，當作鼓勵自己的禮物，夢想支持著她前進，勇敢奔赴英國倫敦十日行。

但從沒料到，這趟旅程又是另一個大挑戰。

搭飛機時大氣壓力變化，造成 Alsa 的身體變得水腫僵硬。抵達倫敦後天氣寒冷與時差，她開始發燒不退，帶出國的備用藥品即將用罄，只能到當地藥局買退燒藥，她傳訊息詢問我，藥品使用要注意哪些事情。

大致瞭解 Alsa 的狀況後，我叮嚀她，如果持續高燒不退，要考慮在當地就醫，並介紹一位長居倫敦的台灣朋友 Debbie 提供協助。

Debbie 很熱心，一聽到 Alsa 已經發燒兩天，主動陪伴她到倫敦當地醫院看病，全程協助與醫療單位溝通。甚至在就醫之後隔天，Debbie 依舊關心詢問，包括遠在台灣的我、Alsa 的家人、朋友們也掛心著她，這份關愛超越萬里。

還好，休養兩、三天後，Alsa 狀況好很多。她到旅館附近的倫敦攝政公園散步。雖然已是四月天，空氣依然沁冷刺骨，正想返回住宿處時，一轉個彎，迎面而來三棵綻放的櫻花樹，才發現漫長的冬季已過，春天已在角落準備取代灰冷，為大地換上翠綠青草、五彩花朵、還有熱鬧的蟲鳴鳥啼。

日記會更迭，生命也不會一直都是低潮，Alsa 的抗癌旅程，何嘗不是如此。

Q 化療期間可以到海外出差或長途旅行嗎?注意事項?

癌友是否可以長途旅行,需先考量自己的身體狀況,治療階段和旅行目的地、預計天數等條件。通常不建議在第一次療程結束後就長途旅行,先掌握自己的身體對化療的反應,再做安排。

1. 身體狀況

身體狀況是首要考慮因素,如果患者身體狀況穩定、療程間隔時間足夠時,可以透過與醫師討論,將化療時程延後個幾天、挪出一小段空檔,就有機會安排短期小旅行。

2. 化療副作用

當化療出現嘔吐、噁心、腹瀉、黏膜破損等副作用時,搭飛機的遠程旅行會讓患者更不舒服,尤其此時患者免疫功能低下,最好避免非必要的出國行程。

3. 旅行目的地

若前往的目的地可能存在較高的感染風險或其他健康風

險，應該謹慎考慮目的地的醫療設施和當地的衛生狀況。

基本上，只要癌友身體狀況許可，想搭飛機出國旅行並沒有太多禁忌。

最好在出發前做足準備、規劃並攜帶足量藥物、不要把行程安排得太緊湊、日常作息盡量正常化，癌友與家屬都可以享有愉快的出國旅行行程。

癌症患者搭飛機時，可以多注意這些事項，以確保旅行的順利和安全，包括：

- 諮詢醫師建議：在計劃搭飛機旅行之前應與主治醫生討論計劃，確保醫生同意旅行，並且提供必要的建議。
- 旅行保險：購買適當的旅行保險，包括醫療保險、旅遊平安險與旅遊不便險等。
- 醫療文件：確保攜帶所有必需的醫療文件，包括患者的病歷摘要、治療方式、處方藥物清單以及主治醫生的聯絡方式等中英文資訊，在緊急情況下能提供外地醫療人員更多情報。
- 準備好足夠的藥物：將足夠的藥物帶上飛機，並將其放在隨身行李中，也要在其他行李中放置備份，以免行李遺失時導致藥物短缺。藥物的確切劑量應該根據

醫生的建議計算。最好以手機鬧鐘或是下載提醒吃藥的 APP，以免行程中錯過服藥時機，打亂藥物頻率影響藥效。

- 戴口罩、勤洗手，避免感染：在機場、飛機上、搭乘大眾交通工具期間，最好全程戴上口罩，並且經常洗手或保持手部清潔，避免感染細菌病毒。
- 飛行前的準備：癌症治療可能導致身體不適，盡量在飛行期間保有足夠的休息和舒適。像是選擇較為寬敞和舒適的座位、避免太早或太晚的紅眼班機、諮詢醫師能否開立舒眠藥方、多喝水並攜帶小罐乳液，以保持身體濕潤度，避免皮膚更加乾癢。怕冷的話也可攜帶圍巾或薄外套登機。
- 避免長時間久坐：長時間坐姿可能增加血栓的風險。要定期起身活動並伸展肢體，促進血液循環。
- 飲食和水分：在飛行期間保持良好的水分和營養，可以在航空公司飛行規範與海關規定內，適度攜帶適合的小點心。

此外，提醒乳癌病友，搭飛機時因高空中氣壓較低，會加重淋巴水腫，建議穿戴壓力袖套，幫助淋巴回流，避免水腫。

第六章

放射線治療

認識放射線治療

放射線治療（俗稱電療）是利用具有穿透力的高能波光束或粒子光束來照射腫瘤部位，殲滅癌細胞，降低乳癌局部復發的風險。放療和手術一樣，屬於直接針對病灶部位處理的局部治療。

放射腫瘤科蕭正英醫師指出，需要接受放療的乳癌病人，包括：

- 接受乳房保留手術：乳癌腫瘤局部切除加上放射線治

療，可以達到和乳房全切除相同療效。
- 乳癌腫瘤超過 5 公分，或淋巴結轉移等於、或大於 3 顆，接受乳房全切除的病人，仍需接受術後放射治療。另，根據美國國家綜合癌症網路治療指引（NCCN），有 2 顆淋巴結轉移時，會依據病理狀況決定是否施行淋巴結區域的放射線治療。

一般建議在動完手術、完成化學治療之後，開始做放射線治療，它可以和標靶及抗荷爾蒙治療合併使用。若不需接受化療的個案，就會在完成手術後，接續安排放射線治療。

Q 接受放射線治療前，病人要注意和準備哪些事情？

病患在接受放療的過程中，通常不會有感覺，如同照 X 光片一樣。

以台北榮總放射腫瘤科的療程為例，乳癌放射線治療通常是週一至週五每天 1 次，每週 5 次，週六、日休息。

每次放射線治療時間約 5 到 10 分鐘，若含報到、調整姿勢等時間，約 30 分鐘到 1 小時。總治療次數會由放射腫瘤科

醫師依據癌友的病理報告制定療程,約 4 週到 5 週。

放射線治療由放射師執行,治療期間若有任何疑問,可以隨時與放射師反應。在療程期間,每週放腫科醫師也會例行性問診。

確定要接受放療後,要記得保護照射部位,維持皮膚乾爽、避免日曬;放療期間衣物選擇以寬鬆、質料較柔軟、純棉等不易引發皮膚過敏的衣物為主,減少照射處摩擦,而引起搔癢紅腫。衣服款式以前開襟式為首選,方便穿脫。

建議放療當日可攜帶冷敷用具,若皮膚因照射感覺發熱,可以冷敷或以冷毛巾敷在照射處 5 到 10 分鐘;或是在照射後使用保溼乳液舒緩肌膚,但照射前請勿使用任何外用乳液。

Q 放療會把皮膚燒焦、變黑嗎?不舒服怎麼辦?

放療的主要副作用是皮膚紅腫。治療的第 2 到第 3 週,照射部分會開始感覺緊繃、輕微疼痛的感覺;第 4 週到第 5 週,會發現照射部位的皮膚變紅、顏色變深,而且有些會有局部搔癢,極少數會有破皮情況。

除了皮膚的反應外,也有人在治療一段時間後,出現疲倦

症狀。若是接受鎖骨上淋巴結照射者,因照射範圍離喉嚨非常近,稍微會有吞嚥不舒服或喉嚨痛等症狀。但這些副作用都會隨著療程結束,逐漸減輕消失。

通常在結束放療後第 1～2 週,皮膚副作用會最明顯,這段期間須特別注意皮膚的狀況和照顧。

舒緩副作用的訣竅包括:

1. 照射部位儘量保持乾爽、少流汗:室內溫度維持在攝氏 25 到 26 度為宜,潮溼季節使用除溼機,保持環境乾爽;流汗時盡快以柔軟毛巾按壓,或先以溼毛巾輕輕擦拭掉汗水再拍乾。

2. 洗澡用淋浴,水溫不要太熱:蓮蓬頭不要直接沖洗照射部位,洗完後用毛巾輕輕拍乾即可;如果想要全身泡澡,建議等到治療完成滿 2 至 3 個月後再做。

3. 皮膚搔癢時,可冷敷或加強保溼:清潔後,可用非油性乳液滋潤保溼,減輕皮膚反應。搔癢難耐時,可請皮膚專科醫師開立止癢藥物。避免吃會誘發皮膚過敏的食材。

4. 選擇穿脫方便、寬鬆透氣的衣服:腋下、乳房下緣及乳頭等易受到摩擦的皺褶部位,常因手部活動、內衣

和緊身衣物摩擦刺激而不舒服,建議治療期穿無鋼圈的胸罩或寬鬆內衣。選擇穿脫方便,如前扣式襯衫或寬鬆透氣、質料柔軟的衣服為宜。避免日曬,保持上半身通風乾爽,保護照射部位皮膚。

Q 什麼是手術中一次性放療?

臺北榮總放射腫瘤科賴姿妤醫師說明,手術中放射治療(術中放療)是一種在手術過程中進行的一次性放射治療。相較一般的術後體外放射治療,術中放療的主要好處為方便省時,病人不需要於手術後再往返醫院接受每日一次的體外放療。然而,此治療方式並非適用所有接受乳房保留術的患者,且屬於自費項目。

根據隨機分派的臨床試驗結果[*],接受術中放療相較於全乳房體外放療,患者日後發生同側乳房復發的機率較高。依據

---

[*] Intraoperative irradiation for early breast cancer (ELIOT): long-term recurrence and survival outcomes from a single-centre, randomised, phase 3 equivalence trial. *Lancet Oncol*. 2021 May;22(5):597-608.

2024 年美國放射腫瘤學會的治療指引*，其中並不建議早期乳癌患者於乳房保留手術後接受術中放療，除非此術中放療是在臨床試驗的規範下進行。

臺北榮總放射腫瘤團隊亦依循此治療指引，對於考慮進行術中放療的患者，必須嚴格審視其疾病狀況和臨床條件。在乳房外科醫師初步篩選後，若患者有意願，需要進一步至放射腫瘤科進行詳細評估並說明術中放療的利弊。

Q 左側乳癌的病人接受放療，會不會傷害心臟功能？

對於左側乳癌的病人，因為照射區域距離心臟比較近，心臟的暴露劑量會比右側乳癌患者高。放射腫瘤科黃品逸醫師表示，治療時會要求病人進行深吸氣閉氣，再施予放射治療。這樣可以將心臟與左側乳房治療區的距離拉開，有效減少心臟接受的放療照射劑量。

然而，過去傳統的做法，因為無法即時監控病人在治療過

---

* Partial Breast Irradiation for Patients With Early-Stage Invasive Breast Cancer or Ductal Carcinoma In Situ: An ASTRO Clinical Practice Guideline. *Pract Radiat Oncol.* 2024 Mar-Apr;14(2):112-132.

程中,是否有正確吸氣到固定位置,也無法確認治療中的病人是否有閉不住氣或是咳嗽等等動作,對於掌控治療位置的精準度仍有不足。

體表導引技術或者是呼吸調控技術,可以及時監控放療過程中的呼吸動作,確保病人在吸氣閉氣的狀態下接受照射,減少心臟的照射劑量,進而降低放療造成的心血管疾病風險,這些技術健保沒有給付,必須自費。

Q 質子治療和傳統放射線治療相比,有哪些不同?

放射腫瘤科蕭正英醫師表示,大多數癌友接受的放射線治療,是使用高能量X光的光子治療,這是全球目前最普遍的放療方式。大部分國家的癌症病人如果必須接受放射線治療,超過九成都是使用光子治療,醫學臨床治療經驗也最豐富。

X光優點是穿透力強,就像照X光片可以透視整個身軀,因此可以治療深部位的腫瘤。

但X光在穿過腫瘤之後,腫瘤後面和周邊器官組織也會接收到放射劑量。

質子治療具有「布拉格峰」(Bragg peak)的特性,照射

腫瘤時，是在進到身體到了一定深度以後，才釋放出最大能量。宛如深水炸彈，將放射線劑量精準集中在腫瘤部位，以高劑量消滅腫瘤，而在腫瘤後方的正常組織幾乎不會接收到放射線，進而降低傷害。但目前重粒子適應症中，並不包含乳癌術後放療。

放射腫瘤科賴姿妤醫師指出，質子治療對乳癌病人的好處，在於照射到心臟和肺臟的劑量可以降到非常低。特別是病人在需要照射大範圍周邊淋巴結，包括腋下、鎖骨上以及內乳淋巴結，或是需要同時照雙側乳房，又或是病患的胸廓形狀比較特殊時，這些病人使用質子治療，會比使用光子治療，更能夠大幅下降心、肺接收到的放射線劑量，但使用質子治療的皮膚反應也比較明顯。

若是早期乳癌病人，在做完乳房保留手術後，接受全乳房的光子治療，一般病人的心臟和肺臟會接收到的放射線劑量都在安全範圍之內。

第七章

標靶治療

認識標靶治療

標靶治療是針對特定癌細胞生長因子發展出的藥物,鎖定攻擊特定接受體,達到療效。因為是直接毒殺癌細胞,比較不會傷害到其它正常細胞和組織,副作用比化療少(見圖表7-1)。

圖表7-1 常見乳癌標靶藥物和適用對象

標靶基因	學名	商品名	使用方式	適用對象
HER2	Lapatinib	Tykerb 泰嘉錠	口服	HER2+ 腦部轉移性乳癌
	Pertuzumab	Perjeta 賀疾妥	靜脈注射	HER2+ 早期或轉移性乳癌
	Trastuzumab	Herceptin 賀癌平	靜脈注射 皮下注射	HER2+ 早期或轉移性乳癌
		Herzuma 赫珠瑪	靜脈注射	HER2+ 早期或轉移性乳癌
		Ogivri 癌吉清	靜脈注射	HER2+ 早期或轉移性乳癌
	Trastuzumab+ Pertuzumab	Phesgo 賀雙妥	皮下注射	HER2+ 早期或轉移性乳癌
	Trastuzumab emtansine (T-DM1)	Kadcyla 賀癌寧	靜脈注射	術前治療，術後仍殘留病灶的HER2+ 早期乳癌或轉移性乳癌
	Trastuzumab deruxtecan (T-dxd)	Enhertu 優赫得	靜脈注射	HER2+ 及弱陽性轉移性乳癌
	Neratinib	Nerlynx 賀儷安	口服	HER2+ 高風險早期或轉移性乳癌

標靶基因	學名	商品名	使用方式	適用對象
mTOR	Everolimus	Afinitor 癌伏妥	口服	HR+ 且 HER2- 的停經後復發或晚期乳癌
CDK 4/6	Abemaciclib	Verzenio 捷癌寧	口服	ER/PR+ 且 HER2- 的早期高風險、局部晚期或轉移性乳癌
	Palbociclib	Ibrance 愛乳適	口服	ER/PR+ 且 HER2- 的局部晚期或轉移性乳癌
	Ribociclib	Kisqali 擊癌利	口服	ER/PR+ 且 HER2- 的早期高風險、停經後局部晚期或轉移性乳癌
VGFR	Bevacizumab	Avastin 癌思停	靜脈注射	HER2- 轉移性乳癌
		Mvasi 艾法施	靜脈注射	HER2- 轉移性乳癌
BRCA	Olaparib	Lynparza 令癌莎	口服	BRCA+ 且 HER2- 高風險早期和轉移性乳癌
	Talazoparib	Talzenna 達勝癌	口服	BRCA+ 且 HER2- 局部晚期或轉移性乳癌

諮詢專家：臨床藥師林韋綺，連珮如整理

第七章　標靶治療

> **Q 什麼是生物相似藥?它和原廠藥有什麼差別?**

乳房外科黃其晟醫師解釋,生物相似藥在美國稱為 Biosimilars 或是 Follow-on biologics;歐盟稱為 Similar Biological Medicinal Products;台灣則稱「生物相似藥」。

為什麼會有生物相似藥?原因是原開發藥廠在申請上市許可之前,都必須做嚴謹的動物實驗和臨床試驗,證實其療效及安全性,並享有專利期。然而,一個藥品一旦過了專利期,原開發藥廠即失去專賣權,其他藥廠即可仿效製造,這就是生物相似性藥品,生物相似藥大部分為大型分子藥品。

生物相似性藥與原廠生物藥在結構品質、動物試驗結果、藥物動力學、藥效學和臨床試驗結果具有高度相似性,而且兩者不會有臨床上有意義的差異。生物相似藥與原廠生物藥所治療的疾病,在大部分的情況下是完全相同的,至於使用劑量也完全相同。

目前在國際上,生物相似性藥品已經是被各國藥政主管機關所認可之藥品類別,在美國、日本、歐洲、加拿大、台灣等國家都已建立嚴格的機制,必須經過審核確定藥效相等後,才能核准上市。生物相似性藥累積重複的臨床試驗與經驗,降低

整體研發成本,並回饋於藥價上,可以提升藥物可近性。

乳癌標靶藥物比較昂貴,台灣健保採取有條件給付,不能符合健保給付標準的病人需自費使用,許多病人會面對負擔不起的困境。隨著「生物相似性藥」問世,能夠減輕病人的經濟壓力。對政府而言,生物相似性藥品有助於減輕整體醫療支出,讓有限的醫療資源能夠幫助更多病人。

Q 標靶治療引起手腳起紅疹又破皮疼痛,怎麼辦?

診間的確曾經遇過因為標靶治療,搭配口服的截瘤達,出現嚴重手足症候群副作用的病友。曾有一位 70 多歲的婆婆原本很樂觀勇敢面對治療,但在吃標靶藥加口服化療 3 個多月後,因為不熟悉副作用照顧方式,出現皮疹、膿疱、甲溝炎等等很不舒服的狀況,嚴重到她沒辦法穿鞋子,行動困難加上疼痛不適,婆婆變得要完全仰賴家人照顧。

回診時,看得出來婆婆非常沮喪,一開口就問:「我可不可以不要再治療了?」

當疾病本身和治療副作用帶來的不適,造成病患的精神無法負荷時,就有可能會讓病患失去繼續接受治療的動力。更別

提仰賴家人照顧的心理壓力，也有可能會影響身體內部的免疫系統，對控制癌症更不利。

雖然標靶治療藥物的毒性比傳統化療藥物低，但不同標靶治療也會引發不同度的副作用。常見的有噁心、嘔吐、腹瀉及皮疹等。嚴重程度要視每種藥物而定，也因人而異。幸好大部分的副作用多會隨療程結束，待細胞復原後就會逐漸消退。

除了部分副作用有藥物可以舒緩之外，提早做好預防準備，也能避免副作用過於嚴重，就能減少中斷療程的風險。

標靶藥物副作用處理方式，以手足症候群來說，包括：

- 開始使用標靶藥物前，先向皮膚專科醫師請教照護皮膚的重點，有助於將手足症候群的傷害程度降到最低。
- 洗澡水溫可低於 40 度，最好不要使用肥皂或沐浴乳，用清水沖洗即可。
- 避免刺激性飲食，像是太辣、太燙、含有酒精的食物。
- 每晚睡足 6 到 8 小時，維持身體機能。
- 指甲不要剪太短或留太長，避免造成甲溝炎。
- 手掌、腳掌、腳跟、手指縫，可以塗擦乳液，預防乾裂。
- 避免按摩、摩擦手腳或用力綑綁等增加皮膚和皮下組

織壓力的行為。
- 穿寬鬆的衣物，不要穿太緊的鞋子，最好有舒適鞋墊，減少腳底的摩擦力及壓力點。如果出現腫脹症狀，試著用冰塊冰敷手足 15 到 20 分鐘，大多會改善。
- 針對困擾病友的皮疹問題，如果臉部或頭部出皮疹，洗臉時，先用清水輕輕潤溼臉部，再將沾溼的棉質毛巾垂直輕壓臉。洗頭時，先以指腹輕輕按摩，不要用指尖搔抓。
- 做好防曬，因為照射太陽光容易引發皮疹，最好適度使用防曬乳、口罩、帽子、洋傘。
- 若皮疹更嚴重時，可請皮膚專科醫師開立藥物或外用藥膏。

至於噁心、嘔吐感，必要時可使用止吐藥物來緩解症狀。如有發燒、肌肉關節痛，則可使用非類固醇性抗發炎藥物來緩解疼痛。

針對白血球細胞減少的注意事項，包括：

- 注意個人衛生和飲食習慣，盡量避免出入人多的公共場所，常洗手避免細菌及減少感染的機率。

- 不吃生冷的食物。
- 必要時使用藥物增加血球數目。通常標靶藥物引起的血球低下，不需要像化療得注射升血球針。如果發生血球過低，一般經醫師評估後，會先停藥，休息幾天血球就會回復。

如有腹瀉，應避免刺激腸胃的食物及飲料，並且**攝取高蛋白、高熱量的低渣飲食方式**。此外，注意腹瀉對肛門皮膚和黏膜的刺激，每次排便後以溫水清潔，並以軟的毛巾拍乾。還有注意維持體液電解質的平衡，必要時經由醫囑使用止瀉藥物。

Q 我有經濟壓力，無法用自費標靶藥，有沒有其他治療方式？

確診乳癌後，醫師會依據每一位病人狀況，提供治療選項。遇到有自費藥物選項時，可以先了解自己保險理賠給付額度，如果無法支付無力負擔，請務必勇敢地告訴你的主治醫師，醫師會針對個別狀況，提供其他選擇。

例如淋巴結未轉移之 HER2 陽性個案，醫師建議使用化學

藥物加一年的標靶藥物,但目前標靶藥物只給付淋巴結轉移之 HER2 陽性,或荷爾蒙接受體陰性,腫瘤大於 2 公分(半年生物相似藥)的乳癌個案。

遇到這種狀況,可以和醫師討論:

1. 先了解是否符合健保條件。
2. 若無法支付自費藥物,我還有什麼選擇?
3. 是否可以使用生物相似劑、是否療效一樣?
4. 原訂一年的標靶治療,是否可以減短至半年?
4. 能否以加強化療替代自費標靶藥物?是否有參與臨床試驗的機會?

乳癌治療方式多元,要清楚地向醫師說出你的狀況,也可以請個管師協助轉告醫師。一定會有其他方式可治療,千萬不要因為無法自費而放棄治療;或害怕醫師生氣,不敢提問,反而耽誤治療。

認識抗體藥物複合體

腫瘤內科主治醫師劉峻宇醫師說明,抗體藥物複合體有

「魔術子彈」的稱號，是指單株抗體藥物藉由連接子與化療藥物結合，製成「抗體藥物複合體（antibody-drug conjugate, ADC）」，這種藥物可以藉由單株抗體，將細胞毒性藥物精準送至腫瘤細胞，發揮最強的毒殺作用。

更簡單的說，ADC 藥物是把「抗體」和「化療藥」連接在一起，藉由抗體吸附到癌細胞的能力，將化學藥精準帶到腫瘤位置。因此能在不傷害正常細胞、副作用最小的情況下辨識癌細胞，藉由 ADC 藥物本身化療藥物機轉，阻止腫瘤細胞分裂，精準毒殺癌細胞，增加藥物作用效果和安全性，副作用比傳統化療少很多。

此外，ADC 藥物來到腫瘤範圍時，一部分毒素也會滲入周圍組織，有機會連帶毒殺附近少量癌細胞，形成「旁觀者效應」，連同攜帶較少標靶的癌細胞也能毒殺，達到除癌務盡的目的。

Q 乳癌的抗體藥物複合體有哪些？

Trastuzumab emtansine（T-DM1）：以不可裂解的連結子連接單株抗體 Trastuzumab 和毒殺性藥物 DM-1，是第一個同

時通過美國 FDA 及歐盟核准，應用於 HER2 陽性乳癌的抗體藥物複合體藥物。

Trastuzumab deruxtecan（Enhertu，優赫得）：2019 年被核准使用於 HER2 陽性的乳癌。目前在 HER2 陽性乳癌轉移的病人，在第二線藥物治療失敗後，Enhertu 治療效果比 Kadcyla 好，甚至在一些低 HER2 表現、接近三陰性乳癌的病人也能發揮療效。所以對於一些後線的 HER2 陽性或是弱陽性（1+ or 2+ DISH：negative），已經發生轉移的乳癌病友也有療效。

Sacituzumab Govitecan（TRODELVY 拓達維）：2020 年 4 月美國食藥署已正式核准拓達維使用於曾接受全身性治療無效的局部晚期，或轉移性三陰性，以及荷爾蒙接受體陽性的乳癌病人。國內健保也於 2024 年 2 月開始給付拓達維用於治療先前已接受兩次以上全身性治療無效（其中一次需為治療晚期疾病）、無法切除的局部晚期乳癌，或是轉移性的三陰性乳癌，為病人帶來治療的新曙光。至於荷爾蒙接受體陽性的乳癌病人健保則尚未給付，使用拓達維治療，必須自費。

第八章

荷爾蒙藥物治療

♥ **53 歲的 Karen：**
乳癌治療最大的困擾，竟是被熱潮紅打敗

認識 Karen 的人，大多會覺得她就是典型的女強人，說話速度很快，討論乳癌治療方式，也很明確知道自己能做到與不能做到的事情，是一位聰明病人。但在抗癌旅程中，也曾遭遇讓她意想不到的狀況。

Karen 是在公司例行健檢時發現乳房異常，透過介紹找到信任的醫師，很快展開一連串檢查，確診乳癌，到完成手術，前後不到 3 個星期。「也許是因為我平常就喜歡跳舞，筋骨

比較有柔軟度，因此乳癌姊妹手術後常見的上半身卡卡、胸部和腋下緊繃、淋巴水腫等等的副作用，我都沒有發生。」

Karen說，因為自己很熱愛工作，也不希望讓同事發現罹癌，又因為在手術復原過程中，也沒有太多不舒服，所以開完刀過沒多久，就重回公司上班。

沒想到，後來竟然是被藥物引起的熱潮紅打敗了。罹癌前，Karen已經隱約感覺到快要進入更年期，因為有時會突然一陣燥熱感上身，這時她總要趕緊躲到廁所，稍微擦乾身上的爆汗，這時還在可控制的範圍。

直到開始服用抗荷爾蒙藥物泰莫西芬（Tamoxifen）之後，Karen覺得全身發熱和流汗的程度，竟比罹癌前有過之而無不及。她開始對於出門上班這件事感到困擾，工作上常常需要與同事在密閉會議室內開會，她會在進會議室前，先把空調溫度調低，風扇調大。參加會議的同事不明就裡，常常喊好冷。在她覺得不好意思的同時，也害怕別人發現她竟然滿臉都是汗。

Karen單身、獨居，她悠悠地說：「在家裡獨處，是我最自在的時刻。晚上睡覺的時候，即使已開了冷氣，但我還是得把腿伸到床下踩著地板，藉此散熱。別人哪能想像這畫面有多好笑，但這真的是我的親身經歷。」Karen半開玩笑形容：「乳癌最讓我痛苦的居然是流汗，而不是流淚。」

還好，經過了半年左右，Karen 爆熱爆汗的狀況逐漸減輕。她說自己現在會為了「不再汗流浹背、可以好好專心工作」而感謝上天。說起來，人的幸福，有時真的很簡單。

認識荷爾蒙治療

乳房外科陳柏方醫師解釋，乳癌和女性荷爾蒙的關係很像是鑰匙和鑰匙孔。雌激素（鑰匙）會藉由雌激素接受體（鑰匙孔），刺激乳癌細胞生長，因此病人的癌細胞組織檢查荷爾蒙接受體，包括雌激素（ER）和黃體素（PR）。

如果病人的荷爾蒙接受體是陽性（＋），必須做抗荷爾蒙藥物治療（俗稱「荷爾蒙治療」）；如果是陰性（－），代表癌細胞不受荷爾蒙藥物的調控，無需用荷爾蒙藥物。

停經前的婦女，約有 50～60% 荷爾蒙接受體陽性；停經後的婦女則約有近 8 成是荷爾蒙接受體陽性，這些病人使用荷爾蒙治療，可以降低復發風險。醫師會將病人年齡、乳癌腫瘤大小、有沒有淋巴轉移、是否停經和生育需求等因素納入評估，再決定治療計畫。

乳癌常見的荷爾蒙治療藥物大致可分成兩大類：

1. **抗雌激素（ER）藥物**：適用於荷爾蒙接受體陽性，早期或晚期的轉移乳癌。例如泰莫西芬是使用於停經前的婦女。
2. **降低病人體內雌激素生成的藥物**：芳香環酶抑制劑（Aromatase Inhibitor），主要用在停經後婦女，以及抑制黃體激素分泌藥物（LHRH），俗稱停經針。藥物原理是抑制腦下垂體分泌黃體激素荷爾蒙，使卵巢無法生成雌激素，達到暫時性的人工停經效果，等於處於停經後的狀態，對於接受化療的生育期癌友，也可達到保護卵巢的功能，進而可保留生育能力（見圖表8-1）。

> **Q 使用荷爾蒙藥物，出現疲倦、失眠、熱潮紅，如何改善？**

出現和更年期症候群近似的副作用，有以下的舒緩訣竅：

倦怠無力，無法入睡時：

- 正常作息，例如白天維持適量工作，或在生活中尋找

圖表8-1 乳癌常用的荷爾蒙藥物和副作用

學名	商品名	副作用
Tamoxifen	Nolvadex 諾瓦得士	熱潮紅、發熱、月經不規則、血栓、子宮內膜增生
Anastrozole	Arimidex 安美達錠	熱潮紅、腹瀉、噁心、腹痛、疲勞、骨質疏鬆、關節痛、水腫
Letrozole	Femara 復乳納	
Exemestane	Aromasin 諾曼癌素	
Goserelin	Zoladex 諾雷德 （注射劑）	心悸、熱潮紅、視力模糊、失眠
Leuprorelin	Leuplin 柳菩林 （注射劑）	
Fulvestrant	Faslodex 法洛德 （注射劑）	虛弱無力、噁心、以及注射部位可能會疼痛或紅腫

諮詢專家：臨床藥師林韋綺，連珮如整理

到新的興趣，有助安定心神。

- 試著讓睡眠環境保持簡單、減少使用 3C、配搭柔和的燈光、觸感舒適的寢具以及低噪音的空間。
- 若已有一段時間睡不著或睡不安穩時，可諮詢醫師開立鎮靜劑或短效安眠藥，以改善睡眠品質。

- 如果服用短效安眠藥仍無法入睡時,請到精神科由醫師診治。
- 練習壓力管理:透過放鬆技巧,如冥想、深呼吸、喜愛的運動等,練習紓緩釋放疼痛引起的壓力和焦慮。
- 尋求專業諮商:可以找癌友團體或專業諮商心理師,提供情感力量和對應策略,幫助應對疾病帶來的沉重心理負擔。

熱潮紅、爆汗等類似停經症候群時:

- 常在化學治療後或服用荷爾蒙藥物時發生,可以透過瑜珈、超慢跑、禪柔等運動來改善症狀。
- 平日穿著透氣的寬鬆衣物。
- 適量攝取黃豆製品,如豆漿、豆腐,或許可緩解一些症狀。

Q 偶爾忘記吃泰莫西芬,需補吃嗎?是否會因此產生抗藥性?

醫生常會建議病患吃 5～10 年的泰莫西芬,因為荷爾蒙

治療是一種慢性的療程，就像每天都要吃飯的道理是一樣，偶爾一餐不吃，不會有太大的影響。

有時，病人因為吃荷爾蒙藥引發的副作用，真的很不舒服時，是可以讓自己休息 1 到 2 天，影響並不大。但若病人常常不吃，經年累月的情況下，一定對減少復發風險有不利的影響，但偶爾忘記一次，不用太緊張。早上忘了吃，下午想起可以補吃；若今天忘了吃，明天吃常規劑量即可。

至於忘記吃泰莫西芬是否會產生抗藥性？目前在醫學上是沒有這樣的證據。

要特別提醒的是，服用泰莫西芬藥物會有子宮內膜增厚副作用，提高子宮內膜癌風險，應定期每半年至 1 年到婦科檢查子宮內膜厚度。

至於服用芳香環酶抑制劑的病友，可能會有骨質流失、骨質疏鬆的風險，應每 2 年定期接受骨質密度檢查，補充鈣質、多曬太陽、適當補充鈣質與維生素 D。同時維持運動習慣，強化肌耐力與骨骼強度。

Q 打了停經針,是否就可以不用吃抗荷爾蒙藥物?

不是。乳房外科林燕淑醫師說明,停經針是一種人工合成的黃體激素釋放素類似物,它的作用是抑制腦下垂體不再分泌黃體荷爾蒙刺激素,進而使卵巢不再分泌雌激素。

卵巢功能被抑制,不會分泌雌激素,但身體其他組織,如脂肪組織、肝臟、肌肉骨骼裡的男性賀爾蒙會經由芳香環酶轉換成女性荷爾蒙,因此打了停經針仍需使用抗荷爾蒙藥物。

第九章

免疫抑制治療

認識免疫抑制治療

人體免疫系統可說是身體負責對抗病毒、細菌的天然防衛部隊。免疫治療的機制就是重新喚醒病人自身的免疫系統,認出、殲滅癌細胞。

台北榮總腫瘤內科賴峻毅醫師解釋,一般的化學藥物、標靶藥物、或是放射線治療,主要都是透過直接攻擊癌細胞,使腫瘤組織縮小,達到治療的效果。而癌症免疫治療,則是透過活化病人「自己身體的免疫系統」,讓免疫細胞發揮功能,攻擊癌細胞。癌症免疫治療(免疫檢查點抑制劑),則是利用一

種可以與癌細胞的 PD-L1 結合的抗體,稱為抗 PD-L1 抗體,它能夠讓癌細胞的偽裝無效,幫助免疫細胞能夠找到並消滅癌細胞。

免疫治療主要用在三陰性乳癌病患。這類型乳癌好發年輕女性,過去僅能用手術、化學藥物治療和放射線治療來控制,藥物治療則以化療為主,一旦對化療出現抗藥性,很容易復發轉移。

近幾年的臨床試驗發現,針對「局部晚期或轉移型」腫瘤有「PD-L1 表現」的三陰性乳癌患者,單用免疫療法藥物吉舒達(Pembrolizumab),顯示有 18.5％ 晚期三陰性乳癌患者有療效。也有將免疫檢查點抑制劑藥物癌自禦(Atezolizumab)合併化學藥物治療,或者用吉舒達(Pembrolizumab)合併化學藥物,可以明顯提升病人的整體存活期,從 18 個月,增加至 25 個月。

另一大型臨床試驗研究發現,早期三陰性乳癌,在手術前使用化療搭配免疫檢查點抑制劑吉舒達(Pembrolizumab),能夠有效縮小腫瘤,甚至達到病理完全緩解且有效降低 37％ 復發風險。

Q 免疫治療有哪些副作用？如何處理？

免疫治療常見的副作用，大多數和免疫系統被過度活化，造成體內發炎有關，通常在開始治療的幾週或 1～2 個月內會出現，但仍須全程監控追蹤。

最常見的副作用有皮膚出紅疹或發癢、發燒、腹瀉、疲倦等，其他較少見副作用則有甲狀腺發炎；免疫細胞若攻擊肺臟，可能引發咳嗽和胸痛；免疫細胞若攻擊腸道，除了腹瀉，也可能肚子痛；其他還有頭痛、噁心嘔吐、視力模糊、肝功能異常、肌肉無力、手腳麻木等症狀。

如果有上述副作用發生時，依照嚴重程度不同，醫師會判斷是否暫停藥物或永久停用藥物，或是搭配相關如類固醇等藥物，以減緩症狀惡化。

要提醒的是，若遇到上述症狀，且已經影響到日常工作或生活時，可以立即與醫護人員或個管師聯繫，若在半夜或症狀嚴重，直接去急診就醫。

Q 近年還有哪些新藥，能用來治療三陰性乳癌？

黃其晟醫師指出，精準醫療與分子生物學進步快速，目前已經知道三陰性乳癌還能夠再細分成 4～7 個族群。其中一群是所謂 PD-L1 陽性的病患，約占 40%，可以接受免疫抑制藥物治療；還有約 3～4 成荷爾蒙接受體陽性的病人有 PIK3CA 基因變異，治療藥物是 PI3K 抑制劑；另外，大約 5～10% 的病人是 HER2 陰性、帶有 BRCA1、BRCA2 變異，需要的藥物是 PARP 抑制劑。

PARP（多聚 ADP- 核糖聚合酶）抑制劑，可阻斷參與修復受損 DNA 的酶。通過阻斷這種酶，有 BRCA 基因的癌細胞內的 DNA 無法被修復，造成癌細胞死亡並且可能緩慢或停止腫瘤生長。Olaparib（商品名 Lynparza 令癌莎）及 Talazoparib（商品名 Talzenna 達勝癌）用在治療有 BRCA 突變、HER2 陰性的轉移性乳癌，曾經接受過化療的病患，能顯著延長無惡化存活期，降低復發風險。副作用比化療少很多，對於 BRCA 基因突變的三陰性乳癌病患來說是一大福音，對於復發轉移個案則可申請健保給付，免受化療之苦。此外，令癌莎也可使用於部分早期高風險病患。

另外，2024 年 2 月，「Trop-2 抗體藥物複合體」納入健

保。這種藥物能鎖定癌細胞表面 Trop-2 的蛋白質，追蹤腫瘤，並加以毒殺。同時，釋出的一部分毒素滲入周圍組織，有機會連帶毒殺附近沒有或是帶有少量 Trop-2 的癌細胞。

根據臨床資料統計，95％以上三陰性乳癌病人的癌細胞表面會出現 Trop-2，打破了過去需特定基因變異的條件限制，因此病人不需要做基因檢測，就可以接受治療。

國外研究顯示，Trop-2 藥物能使疾病進展風險下降至 59％，也就是說大約六成的病人用藥後，腫瘤成功受抑制縮小，或至少不再變大，平均存活期則是傳統化療的兩倍。針對亞洲族群的研究數據也指出，無惡化存活期可達將近半年，整體平均存活期則達到 14.7 個月。

目前健保給付條件是：

- 已接受兩次以上的全身性治療無效（其中一次需為治療晚期疾病）。例如：病人開刀切除腫瘤後，做了術後輔助性化療，但後續發現癌細胞復發、轉移，於是再次進行了化療，即符合條件。
- 無法切除的局部晚期或轉移性三陰性乳癌。
- 每次申請，健保將給付 3 個月療程，如果藥物有效，可持續申請使用。

> **Q 早期三陰性乳癌且帶有 BRCA 異常基因，有需要自費使用 PARP 抑制劑嗎？**

黃其晟醫師根據臨床試驗結果指出，早期三陰性，以及 HER2 陰性帶有 BRCA 1 或 BRCA 2 異常基因的高風險病友在接受完輔助化學治療後，使用 Olaparib（商品名 Lynparza 令癌莎）一年，可以降低約 4 成復發和死亡風險。是否需要使用，病友可以找主治醫師做進一步的討論。

第十章

親密關係與心理調適

50 歲的 Amy：
化療掉髮期間，先生要求我戴上假髮才能親熱

關於乳癌病人的性生活，這話題有點難啟齒，但我想很多人會想知道，切除乳房，經歷化療副作用，還能和另一半有性愛生活嗎？病友 Amy 分享她的親身經歷。

Amy 因乳癌接受左乳全切除，並沒有馬上做乳房重建，因為當時的時空背景下，醫生建議她先觀察 2 年再考慮，於是術後接著化療。

Amy 和先生沒有孩子，在她治療乳癌期間，先生全心照

顧,只要她說想去哪裡、想吃什麼,都盡量做到。「他本來就是個貼心的丈夫,會分擔家事,而我生病後他的表現,真該頒給他一張模範老公的獎狀。」

更窩心的是,必須到醫院回診的日子,先生都會陪伴。在女性病人為主的乳房醫學中心候診區,他總是耐心陪著Amy度過冗長的等待時間,還幫著記錄醫生或護理師的照護指示。

Amy說:「我們的性生活雖然不多,但一個月至少會有個4、5次。我生病之後,因為手術與化療的影響,有一陣子性生活是空白的。」

她記得生病之後的第一次歡愛,是結婚20年紀念日。雖然先生為了照顧她,早已看過Amy的開完刀少一個乳房的狀態,但真正要親密接觸,她還是很緊張。不過先生什麼也沒多說,關了燈後行禮如儀。

開始化療之後,Amy和其他病友一樣大量掉髮,就剃了光頭,而且因為化療副作用,造成她的頭上長了許多紅疹,經常發癢,需塗抹藥膏紓緩症狀,所以除非出門,否則在家時她就光著頭,常常連頭巾都沒有戴。

萬萬沒有想到,有天晚上行房前,先生說:「你可以先戴上假髮嗎?看到你的光頭,我有壓力。」

Amy錯愕的看著老公,覺得好受傷,轉身哭到睡著。

第二天早上起床，先生留了一張紙條，上面寫著：「Amy 對不起，你永遠是我最漂亮的老婆。」

Amy 告訴先生：「沒關係，就把想說的話都說出來吧。我知道你陪伴我這個生病老婆的過程中，也承擔了許多痛苦和壓力。謝謝你一直陪在身邊。」

那天晚上，Amy 在塗了藥的光頭上，套上漂亮有型的頭巾，也擦了點讓自己看起來氣色好的潤色乳液。「鏡中的我，的確比光頭示人的模樣好看多了。」

Q 癌症治療期間會不會影響性慾，可以有親密關係嗎？

罹癌的確會影響性生活。部分癌友在療程中因為藥物產生的副作用，加上有可能發生癌因性疲憊，不但導致食慾和活動力變差，連帶也會影響性慾。

心理上，乳癌可能會影響身體意象。開刀留下的疤痕、失去整個乳房、胸部神經被破壞變得無感、體重變化和化療掉髮，都可能導致病友覺得自己外貌失去吸引力。

生理上，乳癌治療副作用造成的改變有：乳房柔軟度變差且變得不敏感、性慾低落、私密處搔癢感染、陰道乾澀、性交

不適、性交疼痛、高潮困難、更年期症狀等,這些不舒服可能使得病友完全不想有性生活。

我想提醒乳癌姊妹們,要學習重新建立對性的價值觀,練習愛自己,讓自己有能力主導性慾,而不是為了留住伴侶關係而勉強自己。

當你覺得有需求,體力也可以負荷時,就隨心所欲吧。親密行為能夠滿足肉體慾念、愛、溫暖和關懷,也不會影響疾病預後。

治療癌症期間身體的變化是暫時的,隨著療程結束,大多都會恢復正常,至於少數永久的改變,也能找出變通或者調適的辦法。

請記住,性感或不性感很大原因是自信,而這只能發自內心。了解身體的需求,專注於自己的幸福,相信自己應該受到尊重,能夠體驗性愛的樂趣。如果在克服這些問題上遇到困難,可以尋求諮商心理師協助。

Q 癌症會透過性交傳染嗎?

不會。癌症不會透過性交或親密接觸而傳染,性交不會加

重癌症病情,更不是癌症復發的原因。

Q 如何保有親密性愛生活?

罹患乳癌後,想保有親密關係和性生活,有一些訣竅:

- 公開溝通。不帶判斷詢問伴侶的感受,小心避免誤解。
- 親密不僅僅意味著性交。親吻、擁抱、牽手,探索新的身體親密互動方式,試試看尋找新的性感帶,有可能帶來新刺激。
- 嘗試使用情趣產品,特別是潤滑劑。如果一種沒有效,換另一個品牌。
- 如果因治療必須避孕延後生育計畫,要與醫生討論乳癌的類型和最好的避孕方法。

接受癌症治療期間,病人常會有疲累、虛弱、易怒、憂鬱、焦慮緊張、疼痛、腸胃和泌尿問題、口乾舌燥、呼吸不順、皮膚紅疹、性荷爾蒙分泌變化等狀態。英國癌症研究學會建議,治療期間想要有親密行為,可先做好以下的準備:

- 上床前 1 小時先吃止痛藥，緩和身體疼痛的副作用。
- 癌疲憊造成精神與體力不濟、性慾降低，可暫時和伴侶用愛撫行為，或是改以按摩、擁抱、親吻，或牽緊雙手、深情凝視對方，傳達愛與呵護的感覺。

情緒也是致癌因子！
別讓疾病停滯在記憶和情緒裡

47 歲的元琴：
得了癌症，我才明白，原來太過努力，也會生病

即使在治療期間，元琴自己不說的話，誰也看不出來她是癌友。每次在診間相遇，她的外表總是亮麗端莊。我們比較熟悉之後，才聊起罹癌前後的變化。

元琴結婚前在一家大型外商公司工作，因為英文能力強，主要負責外國客戶的客服公關，常有出差的機會，歐美各大城市幾乎已遊歷過了。

她和先生是同公司的同事，結婚後大約 2 年，元琴懷了女兒，她跟先生討論過後決定辭職，專心當媽媽和家庭主婦。

專職媽媽與家庭主婦擔負的壓力，真的不小於上班族。元

琴說，老公希望下班回到家，桌上已經有熱飯熱菜等著，家裡要窗明几淨。不管女兒在爸爸進家門前一秒是否都還在哭鬧，也不想知道今天一整天她到底都忙些什麼，先生只會告訴她，幾點前要吃完飯，因為晚上跟國外客戶約好線上會議。每隔一、兩個月，老公拎著行李出差，一飛出國就是十天半個月，從女兒甚至到婆家的大小事，全盤交給元琴打理。

元琴坦承自己的個性要求完美，照顧女兒讓她神經緊繃。尤其女兒2歲多時得了川崎氏病，發燒好幾天，全身出紅疹，病情嚴重到要住院治療，先生那陣子剛好不在台灣，「我每天都很自責，很怕小孩有個三長兩短。」

好不容易女兒病癒出院，有一陣子卻變得呼吸短淺，還會喘。從那時起，元琴幾乎沒有好好睡滿一整晚，總是隨時驚醒，再三確認女兒有沒有呼吸，所承受的壓力真的很大。雖然已經過多年，有時還會夢到女兒帶出門後不見了，在夢裡一邊哭，一邊找。

元琴就一直默默接受這樣的日子，因為即使說了，家裡也沒有人會重視。她也認為當個專職主婦、專職媽媽應該隨時全心投入，把全家人的事放在最前面，即使到外面跟朋友吃飯，時間一到一定會趕回家料理晚餐。

2023年，她摸到左胸有個硬硬的地方，隱約覺得不妙。

因為前幾天才聽說一位跟婆婆不合的友人發現乳癌，大家私下都說這位友人是被氣出病來的。

結果，元琴確診乳癌 HER2 陽性二期。

元琴說，被宣判乳癌，她竟然沒有太驚訝，反而覺得「為什麼不是我？當然會是啊！」她說這麼多年來，一直為了家庭，把所有情緒收在心裡，因為一直想把「好太太、好媳婦、好媽媽」的角色，扮演到無懈可擊。但是太過努力，其實已經讓自己筋疲力竭了吧？

不過，元琴也很可愛，她笑說，自己多年來的多重角色扮演，沒能領到金馬獎，卻領到了重大傷病卡。現在，雖然少了左乳，還歷經雙標靶治療，但是，這些治療，卻像給了她一把「尚方寶劍」。

現在，她只要演好病人的角色、專心接受治療就好。她在家裡的地位，也有一百八十度的大翻轉。家人現在都對她百依百順，連婆婆都告訴她不用每個星期回婆家探望，要她好好照顧自己。

她開始敢把「我不想、我不要……」這些內心真正的想法說出口。女兒還曾經笑她說，「媽媽現在是青春期，會叛逆唷。」

> **Q 壓力是癌症危險因子？哪些人格特質與癌症的關聯比較高？**

「你吃什麼，就變成什麼」，講的是食物與人們健康的關聯。近年來，再加上一條「你想什麼，就是什麼」，表示思想或情緒對健康的重要性。

雖然未有證據顯示壓力會直接引發癌症，但有多篇研究發現，壓力可能是引起癌症的危險因子，也會增加癌細胞生長轉移的風險。2017 年，加拿大一篇長期追蹤了 15～30 年的研究指出，工作壓力較大的男性較易罹患肺癌、大腸癌、胃癌；女性則易罹患乳癌。

許多人在大病之前，都曾經歷經情緒震盪波動。波士頓大學醫學博士許瑞云醫師以她的臨床經驗指出，肺癌、大腸癌與皮膚癌患者，常背負著無法釋放的悲傷或內疚情緒，甚至有想離開人世的念頭；而女性罹患乳癌、子宮頸癌或卵巢癌，則常與伴侶關係或原生家庭的課題有關，背後往往充斥著被背叛的怨恨與憤怒，或是沒有被看到、被愛或被滋養的難過、悲傷與委屈。

長期治療癌症病人的臨床醫師布羅迪（W Douglas

第十章 親密關係與心理調適 205

Brodie），在臨床工作與癌症病人的自述中，發現一些人格特性與壓力源，歸納出 7 種與癌症關聯性較高的特質：

- 高度謹慎、認真、勤勞、通常心智運作高於一般人。
- 過度承擔他人的責任、過於擔心。
- 深切需要去滿足他人的需求、取悅別人，想要獲取外在認同。
- 與父母缺乏親密感，以致日後與生活與生命中親近的人缺乏親密感。
- 內心長期壓抑著負面情緒，例如：憤怒、怨懟、敵意。
- 對壓力反應不良，無法適當排解，可能過往曾遇過創傷事件。
- 有無法表達、解決的問題。可能童年時期的陰影印記，自身不一定有意識。

以乳癌來看，除了飲食與環境因素，情緒與情感狀態也是重要關鍵。我長期服務照顧乳癌病友，會發現許多病友在日常生活中，有「關係失調」、「背負責任過重」等狀況。

許多病友多少會透露出對伴侶有長期衝突、不滿，但為了家庭和諧或是想證明自己可以兼顧所有角色，多半選擇以委

屈、吞忍等方式來壓抑情緒,沒有適當的紓壓管道與壓力出口,負面糾結都纏在心底。

壓力與情緒是罹癌的危險因子,更是癌後影響生活品質甚至存活率的關鍵。尤其遭逢癌症衝擊,許多人會先歷經「為什麼是我?」的否認期,接著憤怒、討價還價、抑鬱,慢慢才學會妥協並接受。

對癌友來說,整個罹癌的過程,有許多生病前從來沒有想過的問題要面對。不過別擔心,雖然每個問題都是難題,只要你願意面對,一定都有辦法解決。

癌後的家庭與人際關係

❤ 36 歲的小愛:
與婆婆同住的壓力,竟然比化療更痛苦

小愛的經歷,聽起來有點像八點檔。她在懷孕期間結婚,卻也同時因為乳房脹痛,進一步發現罹癌。幸運的是,她先把寶寶平安生下來,接著開始展開手術與化療。

她的療程跟大多數人一樣,該有的副作用都沒有少,但比別人更辛苦的地方是她一邊治療,一邊還要照顧剛出生的寶

寶。剛結婚的時候，她住在公婆家，由公婆幫忙照顧。由於先生在外縣市工作，大概一、兩個月才會回家一次，她必須獨自承受與公婆同住的壓力。

小愛有一次來院化療的時候，看起來情緒非常低落。我上前跟她打招呼，輕輕問她：「還好嗎？」她的眼眶立即湧上眼淚，用氣音說了句：「我實在受不了了⋯⋯」。

原以為是化療造成她不舒服，但她說：「我的婆婆，比化療更讓我痛苦。」

這是怎麼回事？在等待門診叫號的空檔，我傾聽她訴苦。

小愛說，非常感謝公婆的照顧，自己也知道要感恩，所以會在體力允許的時候，不麻煩公婆，盡量做家事，也搶著料理三餐。

然而，嚴肅的婆婆常常言語帶刺，對於偶爾要煮飯給媳婦吃，覺得太麻煩；寶寶啼哭會念她手腳太慢，也嫌她不會照顧小孩。更令她難過的是，婆婆還會當著她的面，念兒子沒有眼光，娶個「破病」的來照顧。

還好，小愛 救了自己。門診再次相見，她的氣色看起來好多了。

原來，她本來不想讓爸媽擔心，沒有跟娘家多說什麼。後來覺得日子實在過不下去，就跟爸媽坦承了。捨不得女兒吃

苦,爸媽立刻要她帶著孩子搬回娘家。所以這次化療做完,她就會搬回去和父母同住,先生也贊成她的決定。

她說,雖然婆婆對於她搬回娘家的事情非常不贊成,覺得她讓婆家沒面子,但她鐵了心要為自己未來的日子做決定。「我還想要好好陪女兒長大,有快樂的媽媽才會有快樂的小孩!」小愛斬釘截鐵對我說。

Q 確定診斷,需要告知哪些人「我得乳癌」?

首先,美國癌症協會建議,癌友第一步要承認並接納自己的感受,先了解自己怎麼看待癌症這件事,再決定要告訴誰。因為只有你自己可以決定要通知哪些人,告知他們:「我得癌症了」。

我發現,許多人認為罹癌是件可恥的事,因而不敢讓人知道。生病不是自己願意的,也不是你哪裡做不好,但遇到了就是要坦然接受。在治療過程,周圍的人知道了,也可以適時伸出援手。轉個念,因為你生病了,有可能幫助提醒親友同事,他們也需要定期做健康檢查或重視身體的症狀。

如果你或家人並不習慣談論某些敏感問題,例如身體、財

務等，不必勉強。或者換個角度去看，因為罹癌，可能是家人間討論重要事情的好時機。

接著，思考一下你想分享多少細節。你可能需要解釋自己得哪種癌症，將要或已經做哪些治療、副作用、預後等等。早一點說，並告訴他們可以做什麼，以便親友計畫提供協助時，可以盡快安排。

Q 怎麼跟父母說，我確診乳癌？

亞洲人的情感表達比歐美人含蓄，習慣把苦往自己的心裡吞。許多病人選擇對父母隱瞞病情，不希望爸媽為自己憂心操煩，覺得這樣做太不孝。

要不要對父母說明，沒有一定規則可以依循。曾有一位病友的媽媽，是在女兒已經被醫院發出病危通知時，才得知她 7 年前確診乳癌，當時她謊稱自己到外地出差，大概有 1 年多沒有回家，但期間都有通電話，整個治療期，爸媽都被蒙在鼓裡。

這次是因為乳癌復發病情嚴重，才接到女婿通知。媽媽見到女兒的時候，她已經昏迷，沒再清醒過來。

媽媽哭著說：「她都不讓我知道，自己就做決定、自己忍耐，從頭到尾都把我排除在外，我根本不知道她生病了，就這樣丟下我走了，連要跟她說句話的機會都沒有，這樣做叫做為我好嗎？」媽媽痛心疾首，失去愛女的打擊雙倍沉重。

無法決定要不要告訴爸媽時，可以先問自己：「如果爸媽生病，我希望他們瞞著我嗎？」答案同理可證。

若是決定要對父母說明自己的病情，可以先找手足或是朋友做個沙盤推演，一方面揣摩父母會有的反應、也讓自己想清楚日後想要什麼樣的相處方式。以下是建議步驟：

技巧1：選擇合適的時機和地點

選擇一個安靜、私密的時間和地點，確保你們有足夠的時間來進行對話，並且不會被打擾。

技巧2：誠實坦率地傳達病情

以直接而誠實的方式告訴他們你的診斷和處境，但不要給予過多的細節，以免造成過度焦慮。

技巧3：提供正面的訊息

告訴父母，你正在接受治療，而且醫生對治療的成功有信

心。你還可以分享自己對未來的積極期待,以緩解父母的擔憂和焦慮。

技巧 4:準備好回答問題

父母可能會有許多問題和擔憂,準備好回答這些問題,並且盡量讓自己處在平靜的狀態和他們溝通。

技巧 5:說明自己想要的互動方式

有些人不想告訴父母,就是怕他們過度擔心、過度照顧,像是到處去找偏方、送補品,提供各種醫療說法,反而造成困擾。第一時間就跟父母說明自己希望的相處方式,會是明智的做法。

當然計畫趕不上變化,即便我們已經想好了各種方案,面對父母的那一剎那可能全盤都使不上力,與沙盤推演的狀況完全不同。沒有關係,就算不如預期,也比父母從別人嘴裡聽到消息來得好。

最重要的是,不要打亂治療過程與情緒,做好接受一切未知結果的心理準備就好。

Q 如何告訴年紀還小的兒女「媽媽得癌症」?

孩子的直覺往往比父母想像的靈敏得多。絕大多數情況下,對孩子們保持訊息透明是好對策。如果缺乏正確訊息,孩子可能會認為事情比真實情況更糟,他們也可能因父母或家庭的改變怪責自己,甚至認定自己就是一切問題的根源。

以下提供幾個技巧,以關懷和同理心的角度,進行親子對話。

技巧1:別臨場發揮,事前先做些準備

在談話之前寫下你想說的話,並事先練習,有助於在說明時,用平和並令人心安的聲音說話。

說明的內容,可包括以下重點:

- 癌症類型。腫瘤長在身體的哪個部位?
- 療程中會發生哪些事?
- 治療會對病人的外觀和感受造成哪些變化?
- 疾病和療程會改變孩子生活中哪些事?

技巧 2：說符合孩子年齡的話

按照孩子的年紀來調整使用的詞彙。對於年幼的孩子，可能會像是「媽媽生病了，得了一種叫做癌症的病，醫生正在努力治療。」你也可以指著胸部，來解釋癌症藏在裡面。

也可以先揣摩孩子可能會問的問題，思考怎麼回答。愈大的孩子能理解更多，因此對話也會有更多細節。

另一方面，也可考慮把治療期程和大一點的孩子分享，這樣他們就能每週或每月先有一些心理準備。

技巧 3：營造溫馨的對話環境

選擇一個寧靜、讓人有安全感的空間，向孩子說出診斷結果，也要預留足夠時間回答問題。

技巧 4：討論看得見的身體變化

癌症常常是瞞不住的祕密。一旦開始治療，手術住院，因為化療而掉髮、腹瀉、臉色蠟黃和嘔吐等副作用接踵而來，孩子看到這些變化會驚慌，害怕「其他家人會不會也生病？我會不會也生病？」假如爸媽沒有坦誠告知，他們常會悶在心裡苦惱。孩子通常是對他們不知道的事情覺得焦慮，所以明確的資訊對大多數孩子都有幫助。

技巧5：向孩子解釋生活可能有哪些改變，並誠實回答問題

孩子的安全感來自日常生活的一貫性，因此，務必向孩子解釋生活將出現哪些變化，並且誠實回答他們的問題，如果孩子感覺被隱瞞、或是對問題一知半解，可能會加倍擔心。

技巧6：經常對話，並讓孩子表達自己的心情

就像治療過程需要回診多次，父母也可能需要和孩子多次對話，以充分討論他們對你的病情和治療狀況的感受。

Q 需要告訴同事、朋友：「我得癌症」嗎？

要不要告訴同事，取決於自己對病情想要公開的程度。

為了工作順利，原則上建議還是可以告知，但可以決定並且先想好要告知到什麼程度。

例如你可以告訴工作上密切往來的同事，說明罹癌的事實，也把治療期間可能會需要的協助預先說明，好讓彼此在工作達成相互配合的默契。

至於其他較外圍、比較沒有直接工作往來的同事、非工作上的普通朋友，如有必要再告知，但不必陳述太多細節。

> **Q** 確診癌症要不要辭掉工作，專心調養身體？

不論癌種或期別的癌症病人，病後產生的「失志」症候群（Demoralization syndrome）現象，逐漸開始被重視。

一般來說，失志症候群包括病人出現持續的痛苦、無望、無助，以及失去生活的意義與目標等。罹患失志症候群的癌症病人，經常有自己會拖累家人、想早日離世的想法，甚至有輕生的風險，但可能看起來完全不憂鬱，甚至給人感覺很正向。心理腫瘤學的使命就在於正視病人的痛苦，並設法減輕痛苦，讓患者感到生命有意義、有尊嚴。

談到「要不要辭掉工作」這個考量，可能也跟自己原本「喜不喜歡這個工作（公司）」有關。有人會以身體健康為理由順勢離職，也有人擔心不離職的話，可能會造成同事困擾。

但根據研究數據發現，如果是在適合工作的年齡罹癌的話，癌後保有工作的人跟辭掉或失去工作者相比，持續工作者的心理狀況會比較好；選擇專心抗癌的人，反而會因為太有時間，常常胡思亂想。

如果治療期間體力不佳時，勉強工作對身體與工作單位都不是好事。請假或是提出職務調整，都可列為選項，也為自己

是否要回到職場留個退路，為接下來的生活安排做好緩衝。

當你所愛的人罹患癌症，如何陪伴？

❤ 24 歲的 Melody：
媽媽不見了，這是誰在我家？

「一個人罹癌，全家大亂」，這是許多癌友心裡最過不去的坎。對於家有癌友的照顧者或是子女來說，除了原本的生活增添變數之外，還要學習去照顧和面對、化解病人的情緒。

我也常常聆聽照顧者無奈訴苦，Melody 就是其一。她想表達的，也未嘗不是一些癌友家人的心裡話。

Melody 和媽媽是單親家庭。爸爸在她 3 歲時和媽媽離婚，她很少見到爸爸，大多是在過年到奶奶家吃年夜飯領紅包而已。爸爸已經另組家庭，也沒有邀請 Melody 成為新家庭一員的意思，她就是被當成前妻這邊的小孩。

也許是爸爸這種不理不睬的態度，媽媽吞忍不下來。Melody 印象中在小學一年級下學期的時候，媽媽診斷出乳癌二期，那時她被送到阿姨家住了好一陣子。阿姨說，媽媽就是要開刀和打針，要她放心不要怕、不會有事。

「只是再度在醫院見到媽媽的時候,她住四人房,要不是阿姨牽著我來到她床邊,我幾乎認不出媽媽。因為她一直都在哭,眼睛哭紅,整張臉也哭腫,所以看起來跟以前很不一樣。」

Melody 說,但是這時候的媽媽,還算是容易接近。雖然她還是會抱著女兒哭,不過哭的頻率越來越少。「記得到我小學四年級的運動會時,她還陪我一起跑了兩人三腳的親子接力,印象中那時她還是有笑容的。」

媽媽也就這樣過了十多年,母女相處上雖沒有多親密,但也沒有什麼大問題。

不過,這次媽媽乳癌復發,情況完全不一樣了。

媽媽是在 57 歲時,因為腰骨常會痛麻,晚上會痛到睡不著。她先找推拿師傅處理,但都沒有改善。有一天突然雙腳無力,連走路都沒辦法,Melody 趕緊帶她去掛急診再到骨科,才發現是乳癌復發合併骨骼轉移,而且腫瘤已經壓迫到神經。

自從得知乳癌復發轉移,媽媽似乎就放棄抗癌。原本會跟一群朋友去爬山、去唱歌,現在除了去醫院以外,幾乎都不出門,每天都陷在非常負能量的情緒裡。她一再數落家裡沒錢用好藥、她的人生有多不幸,甚至曾說:「反正你爸也不管我死活;我死一死,你也不用管我。」

最令 Melody 難過的是，這次開刀過後，媽媽的身心狀況變得更差。只要有人來探望，她就會告訴每個人，是因為孩子的爸爸都不管這個家，她就是拚命工作養小孩，才會又把身體弄壞乳癌復發。Melody 說：「偏偏我現在也還是學生，賺不了什麼錢，聽到這些抱怨，讓我好痛苦。」

現在 Melody 做什麼都不對。煮東西她嫌沒味道很難吃；如果要上課沒有辦法陪去醫院，會罵女兒不管她的辛苦；想去打工賺點錢，媽媽酸言說根本是假借名義要逃避。

「我好生氣，她生病是我的錯嗎？她有沒有想過，我擔心自己有乳癌遺傳的機會，我也很怕好嗎？為什麼她不能好好接受生病的事實或是好好看醫生？怪我、罵我，她的病就會好嗎？我覺得她把這輩子對命運的不滿，趁著生病一口氣全往我身上倒。」

醫生告訴 Melody，的確有些乳癌復發的患者，情緒會比第一次確診時更波動，要我體諒她。「但誰能告訴我，身為照顧者，我不知道該怎麼調適心情。尤其我現在還是大學生，有很多想做的但已經被耽擱的事，有什麼方法可以幫助我，有安穩的心情回家去面對她？我好想問，為什麼她不能像別人一樣勇敢？」

第十章　親密關係與心理調適

> **Q** 為什麼病人總是在生氣？照顧者要完全承擔病人的需求和情緒嗎？

我曾在診間遇到一位年長病友的先生，他趁著老婆在打化療的時候，大吐苦水。原來女兒心疼媽媽罹癌，辭了工作回家照顧媽媽，但是老婆經常對女兒破口大罵，嫌她笨手笨腳。兒子回家的時候，她還會跟兒子抱怨女兒不會照顧，要兒子沒事就要回家來看她。

結果女兒受不了媽媽的脾氣，又見到媽媽就是重男輕女只疼兒子，火大就離家了。兒子當然不會回家來照顧，現在就落得先生自己一人扛起。「老婆脾氣有夠壞，」無奈的老先生看起來也到了忍耐的臨界點。

癌症病人因治療副作用、體力衰退，伴隨愧疚、焦慮和憂鬱等情緒，容易發洩怒氣在家庭成員身上。家人也可能因長期照顧病人，精神、體力和生活層面皆受到影響，心裡的苦悶無處宣洩。因此，好好體會自己和家人的情緒與行為，理解其中反映的渴望是什麼，比較容易照顧到彼此的感受。

曾經請教過長期陪伴癌友的諮商心理師張維宏，如何陪伴生病的家人，才不會落得「兩敗俱傷」？

諮商心理師分享，其實家中成員罹癌前，彼此都在各自的生活軌道以及生涯發展中運作，但因為家人罹癌，大家忽然之間需要待在同一個空間裡。這時候，便有不少家屬開始「刻意」的陪伴罹癌的家人。

有的家人會不斷的詢問病友有沒有需要什麼，甚至覺得自己坐在躺椅上就渾身不對勁，好像一定要做些什麼才是陪伴；或是病友正想訴說一些委屈的時候，就急著向對方說：「你不要想太多、你一定會好起來、你要正面思考、要做出改變……」等等諸如此類的鼓舞或激勵。但其實這樣的陪伴，讓彼此都好消耗、疲憊。

有沒有覺得陪伴好難？諮商心理師說，可以試著從 3 個心法開始揣摩：

1. 讓耳朵來陪伴

人在遭遇巨大的壓力或挫折時，往往需要一個聆聽的角色，幫助自己整理情緒。陪伴的家人先別急著去鼓舞病友，可以先試著去聆聽癌友心底的聲音。

你也許可以試著告訴家人：「我沒有過這樣的經驗，我想你一定很不好受……」、「你好安靜，是不是想到什麼？」、「你想說一說嗎？」……。帶著好奇心去了解，讓親人有機會

傾吐自己的心情。這是打開我們的耳朵去傾聽、陪伴病友抒發情緒的好時機。

2. 用撫觸的溫度來陪伴

在關係中的溝通與表達是需要練習的,要在一時片刻做出調整並不容易。

如果陪伴者的個性或過去並沒有這樣的習慣,可以試著把言語表達替換成「肢體接觸」,利用我們的身體與手心的溫度來陪伴。例如:用你的手輕觸著對方、讓彼此的身體輕靠著、用眼神接觸並拍拍對方,或者輕輕擁抱一下,都是可以嘗試的方式。

3. 適時切換陪伴者的角色

當照顧者感覺疲勞、胸口悶悶的、甚至是溝通出現更多摩擦時,可能需要暫時離開現場,給自己轉換一個空間。可以簡單做幾個深而長的呼吸、慢慢帶領身體做幾個肢體前彎的動作,調節自己的壓力、紓解身體的緊繃。

請記得,當家人罹癌,我們會多了一個照顧者的「角色」,但角色不代表全部的你、以及你所有的生活。適度的切換角色,回到真實的自己,會更能夠意識到自己可以透過哪些

方式充電。

當照顧真的感到身心俱疲、不知道如何扛起肩負的壓力時,試著尋找身邊可以協助、支持自己的親友或社會福利資源,也別忘記專業心理資源的存在。(見圖表 10-1)

Q 遇到親友或同事罹癌,哪些話不要說?怎麼互動?

不論是病人還是家屬,每個人都有自己的生活步調,只是遇上「生病」這個干擾因子。未來生活一定面臨各種難題,所以彼此尊重是一個很重要的關鍵。

不要講的話,包括:

- 不要說謊:謊話一說出去沒完沒了,後面更沒有機會去圓謊。不但把自己累垮,也可能把對方想要講的真心話給封鎖起來。
- 少說「不要想太多」:這句話說出口,對方也不可能真的就不想了,卻好像是告訴對方「你不要再講了」,斷了說話的契機。
- 別輕易說「一定會治好」、「加油」:大家都覺得說

▌圖表10-1 陪伴癌症病人的 3 個心法

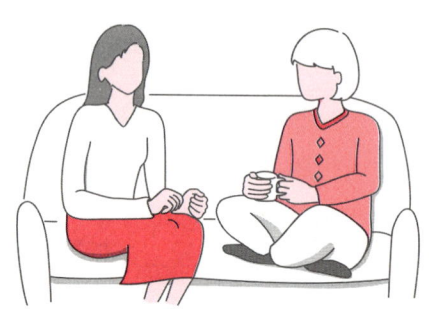

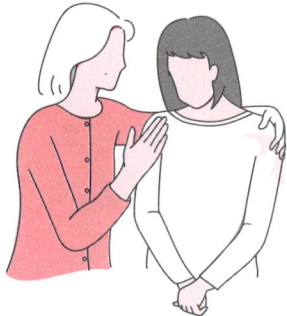

1. 靜靜傾聽,讓親人有機會傾吐自己的心情

2. 肢體的接觸,輕輕的擁抱,用溫度來陪伴

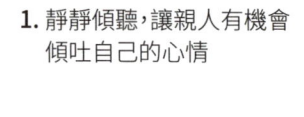

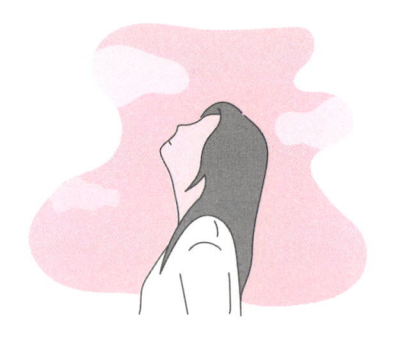

3. 照顧者也會疲勞,適時深呼吸、舒展肢體,紓解自己的壓力

這句話好像很激勵人心，但是萬一要是沒有的話呢？要病人加油，言下之意是他還不夠努力嗎？
- 負面、因果論的話，別在氣頭上說出口：像是「你就是常常愛胡思亂想，才會罹癌！」這種罹病原因的猜測用語，於事無補，也像是在責怪患者。

與癌友互動，最好以「平常心」對待。因為從病友的角度來看，最不希望自己成為家人負擔。所以家屬在病患身體狀況許可下，應該盡量讓病友自己吃飯、下床活動、甚至適度做點運動，不需要過度保護、一直把他當病人看待。

此外，聊天話題也不要都集中在病情或治療上，聊聊時事、追劇、追運動賽事、毛小孩……都可以。如果病友沒有講話的心情，也不用刻意勉強。

陪伴你在癌症治療旅程，堅定前行

❤ **柔柔與娃娃同是 29 歲罹患三陰性乳癌：「謝謝給我滿滿的愛，陪我走下去。」**

該怎麼說這兩位女孩？柔柔與娃娃原本就是好友，但怎麼

也沒想到,可以要好到同樣在29歲的花樣年華,同樣確診三陰性乳癌。

震驚、否認、悲傷,與所有乳癌姊妹一樣的心情,柔柔和娃娃也深陷其中。

娃娃先得知自己得乳癌,醫師建議她先做術前化療,再進行手術。她的頭髮從第二次化療後,開始大把掉落,她去買假髮,剃了光頭。

但讓娃娃難過的日子大概是第三次化療後,出現嚴重的皮膚反應,指甲與甲床剝離,她到住家附近的皮膚科看診,醫師建議她把指甲拔除,竟沒有上任何麻藥,就直接執行。她當場尖叫大哭。

娃娃告訴我這段過程的時候,還悠悠透露,其實那時候,她已經把遺書都寫好了。她覺得自己熬不過化療的辛苦,更何況化療後等著她的是乳房切除手術,眼前等著她的,似乎是暗黑無底深淵。

幸好,娃娃身邊有愛她的家人。娃娃說,當時的男友,也就是現在的老公,是每天會自己整理頭髮、非常注重外型的人。但有一天娃娃見到他,竟然頂了大光頭。更讓娃娃感動的是,那時才高中的弟弟,居然也把頭髮剃光了。

娃娃說,自己永遠不會忘記弟弟說的話。因為弟弟跟自

己會請同一個髮型師剪頭髮,所以頂著光頭的弟弟對她說:「我原本的髮型是你(介紹)給我的,所以我陪你一起變換造型。」

柔柔坦言,她跟娃娃一樣,也曾經有過自己走不下去的感覺。柔柔也是因為化療後身體非常虛弱,只能躺在隔離病房,沒有力氣動、沒有力氣思考,只剩下躺平盯著天花板的角度,像在無人的世界裡,連流淚都覺得吃力。

救回她的,是父母和親友對她無微不至照顧的愛。無論多遠,爸媽都會接送她、噓寒問暖,把她當成小公主呵護。她知道,讓自己好好走完療程、好好度過每一天,就是回報爸媽和好友的最好方式。

柔柔現在一邊接受免疫治療,一邊回到職場。她不吝分享自己的抗癌心情,也以自身經驗為例,呼籲年輕女性要注意健康檢查。

娃娃呢,在追蹤期滿、也停止施打停經針之後,自然懷孕生下寶寶,當了媽媽。現在還在積極備孕,希望再添新生命。柔柔和娃娃用親身經歷,真實詮釋了「治療的辛苦會過去,撐下去,就會再有夢想成真的一天!」

第十章　親密關係與心理調適　　227

Q 治療好辛苦,撐不下去怎麼辦?

除了親朋好友貼身給予的關懷支持之外,信仰也是一股力量。曾有病友說,因為有信仰,她把接踵而來的治療都當作是人間修行,相信痛苦的背後就有救贖,這樣的念頭能幫助她超脫身體的疼痛,更有信心相信自己可以完成治療。

乳癌病友還有許多社會資源可以尋求協助,真的並非孤單一人面對疾病。現在許多醫院有乳癌病友團體,又或者幾位談得來的病友組成小群組,交換資訊,都是很好的自助或助人的互動團體(圖表 10-2)。

Q 什麼時候適合復職,回去工作?

對乳癌患者來說,治療每一階段都是挑戰。除了身體要面對傷口、副作用的挑戰外,家庭和事業等生活步調都要跟著調整。尤其是有工作又身處育兒期的年輕乳癌病友,角色多重、事務繁雜,心情會更加複雜。

相信許多人都思考過,罹癌後怎麼在疾病、生活、與工作

之間找到平衡？如果想要養病、就不能上班；但是不上班就沒有錢照顧身體、也沒有良好的生活品質。

其實現在的醫療技術越來越進步，以手術來說，大多數患者住院大約 3～4 天就可出院。等到傷口癒合、身體狀況許可，也有患者就恢復上班，只是要小心自我照顧。

若是進行化療、放療的話，因為身體狀態和產生的副作用因人而異，可觀察自己狀況逐步調整，不用急著離職；如果狀況和體力許可，其實是可以工作或上學的。或許也可以將治療安排在下午或週末之前，比較不會影響到工作。

在新冠肺炎疫情過後，越來越多的公司企業可以接受遠端工作的方式，可以向工作單位提出申請居家工作或是協商減少工時等，讓自己更有餘裕能兼顧治療與工作。

除了看體力狀態決定什麼時候回到職場之外，還有一個很重要的因素，就是問問自己：「內心也準備好回到職場了嗎？」

罹患癌症對人們的心理是重大打擊，影響程度不亞於離婚、喪親，許多人會產生創傷後壓力症候群（PTSD），也許表面上很積極想回到職場，但是心裡還沒有完全準備好。臺灣癌症基金會諮商心理師張維宏建議，可以透過以下的自我對話，了解自己真正的心理狀態：

■ 圖表10-2 辛苦不必全部自己扛，乳癌病友可尋找的好幫手

類別	機構或服務名稱	聯絡方式或網址	能協助病友的事項
心理協助	張老師基金會	1980（簡碼）或 02-2596-5858 分機 406	提供心理、電話諮詢服務
	國際生命線台灣總會	1995（簡碼）或 02-2718-9595	
	台北市心理衛生中心	02-3393-7885	
	新北市家庭服務中心	https://www.sw.nt-pc.gov.tw/home.jsp?id=a9190e599d37b366	
	馬偕協談中心平安線	02-2543-3535 分機 2010	
資訊提供	台灣同心緣乳癌關懷協會	02-6611-8891	如有生活上的各種疑問，都可提出，尋求解答
	中華民國乳癌病友協會	http://www.tbca-npo.org.tw/	
	台北榮總醫療團隊及癌症資源中心	https://wd.vghtpe.gov.tw/csaric/Index.action	
	台北榮總虛擬個管師	https://page.line.me/?account-Id=vghbc_care	
	癌症問康健	https://cancer.commonhealth.com.tw/	

類別	機構或 服務名稱	聯絡方式或網址	能協助病友的事項
生活支援	台灣癌症基金會	https://www.canceraway.org.tw/	提供營養品、生活費補助、子女教育費補助、喪葬費補助等
	癌症希望基金會	https://www.ecancer.org.tw/	
	台灣癌症資源網	https://www.crm.org.tw/	
	慈濟慈善事業基金會	https://www.tzuchi.org.tw/	
	中華民國善願愛心協會	-_http://www.goodwill.org.tw/ContentAspx/index.aspx	

資料來源：各大非營利組織團體網站，連珮如整理

1. 最近 3 個月，我的體力與情緒狀態如何？

簡單的用 1～10 分來自我評估、認識自己當前的狀態。同時要按時回診追蹤，與醫師核對檢查現況與自己的觀察是否一致。

2. 回到職場，讓我最擔心的是什麼？

將自己的擔心盤點出來，想想自己目前有無因應的方案，並尋求職涯專家的諮詢協助。

3. 對現在的自己，怎樣的工作組合是適合的？

以身心狀態為基礎，讓自己循序漸進、動態的評估。選擇「適合自己」的工作環境、內容、時間長度、節奏、收入。

4. 最近一星期，我用那些方式照顧自己？

會害怕一不小心又因為工作壓力而影響病況、落入復發嗎？知道目前有哪些自我照顧方式，才能夠安住身心。

Q 對任何人、事都提不起勁，是癌疲憊嗎？

每天都好累，怎麼睡也無法恢復原氣，就像沒充飽的電池，對什麼事都提不起勁，是許多癌友共同的困擾。

有時候，這樣的情況並非是情緒引起的無力感，而是癌因性疲憊（cancer-related fatigue）。癌疲憊的症狀表現可以分成主觀感受與身體狀態兩個方面。

- **主觀感受**：包括身體的疲累，像是虛弱感、異常疲乏、不能完成原先可以勝任的工作或身體出現能量降低、機能衰退的情形。另外還有情感的疲累，比如缺乏激

情、情緒低落、精力不足；以及認知感受的疲累，包括注意力不集中、缺乏清晰思維、對工作缺乏動機、日常休閒活動失去歡樂的感覺。
- **身體狀態**：癌疲憊常常會與其他癌症相關症狀合併出現，例如噁心、嘔吐、便秘、疼痛、情緒沮喪、失眠、口乾、食慾欠佳等。

以前會請癌友多休息，但現在已經有不同的做法。近十年來，許多研究證實運動能夠有效改善這種疲倦感，甚至還能降低癌症復發率。包括美國國家癌症研究所及美國臨床腫瘤學會等機構都陸續指出，養成運動習慣，長期練瑜伽、走路或太極等運動能幫助改善疲倦感。

過多時間在休息、躺在床上不動，反而會使癌症周遭的腫瘤相關巨噬細胞產生質變，造成腫瘤相關發炎反應，使癌疲憊更加嚴重。

想要消除疲憊感，動起來最重要！目標可以從每天 10 分鐘開始，也可以拆解成早上 5 分鐘、下午 5 分鐘；住院的話可在醫院裡、樓梯間隨意走動，在家的話可以到附近公園、綠地散步，習慣後再慢慢拉長運動的時間與強度，漸漸就可回復日常生活。

PART 3

當治療告一段落

第十一章

回歸日常，好好生活

治療告一段落，
重新登入原來的生命軌道

經歷過開刀、化療、放療、標靶、荷爾蒙藥物等治療考驗，沒有人想要再面對一次敵人。不論檯面上自己的復發機率是多是少，擔心復發這個念頭浮現時，那種緊張焦慮的壓力，在在令人難以忍受。

即使順利走完癌症療程，進入追蹤期或已經從十年追蹤期畢業，對於許多癌友來說，心裡或多或少還是會留下陰影，擔心復發。

病友 Ruby 坦言，確診乳癌以來已經過了 3 年，但現在身體只要哪裡有點疼痛還是卡卡的，都會敲響她心裡的警鐘。她也不喜歡自己總像隻驚弓之鳥，到底該怎麼讓自己安心呢？

但我想告訴所有的乳癌姊妹：治療告一段落，代表你這階段的癌症旅程已結束了，重新登入原本的生命軌道吧。

人不是為了等待癌症再來敲門而活著，若一直「擔心復發」造成長期壓力、浮躁難安，反而可能助長復發風險。

不如把擔心轉化為提升生活品質，完成自己能做到的每一件小事。好比，每天早上打一杯綠拿鐵；到公園使用健身器材；和心愛的貓兒狗兒玩耍；規劃一趟島內小旅行⋯⋯。

充實地過好每一天，情緒會愉快輕鬆許多。

Q 討厭那個總是「擔心復發」的自己，怎麼辦？

復發是許多癌症病人的夢魘，每當身體有任何風吹草動，即便小小的咳嗽，也會容易刺激病友聯想到最壞的結果。癌後壓力管理與病人的生活品質息息相關，擔心復發很正常，但要找出恐懼的根源。

當你擔心復發的時候，坦誠面對，讓自己感覺：「是的，

我就是擔心復發。」

這時候,不要試圖壓抑或是批評這些恐懼的念頭,反而是要問:「我為什麼要怕呢?」是害怕再經歷一次治療的痛苦?擔心會失去什麼?你所珍惜的是什麼?好好叩問內心,找出恐懼的根源,就會看見自己真正在乎的人、事、物。

同時,遵照醫囑定期回診、盡量做到健康的生活作息、維持運動習慣調節壓力與情緒,睡好睡飽都有助於安放身心。

早期乳癌的存活率,近乎100%,癌後還有是數十年的人生可以好好規劃、盡情享受。許多我曾陪伴照顧過的病友不約而同告訴我,罹癌雖然改變了她們的人生,卻反而讓自己活得更自由、更有品質。

的確,在乳房醫學中心的診間裡,有時會見到病友們三五成群交換治療心得,也有許多由乳癌病友組成的活動團體,會相約跳舞、練瑜伽、參加心靈課程、組成旅遊團,完成過去沒時間完成的生命夢想清單……,日子過得多采多姿。

如果你還在治療期,請相信療程中的副作用會隨著時間過去而緩解。

如果你還在追蹤期,請務必做好定期回診、注意維持健康生活型態。

> **Q** 乳癌追蹤時程，何時該做哪些檢查，確認有沒有復發？

　　以台北榮總乳房醫學中心為例，早期乳癌病人在完成治療之後，每半年會回診做乳房、腹部超音波、胸部 X 光及抽血檢查。間隔 6 個月，再追加 1 次乳房攝影，會持續 5 年。

　　第 5 年以後，每 1 年追蹤 1 次。

運動種類、強度和頻率

> **Q** 喜歡游泳、跑步、跳舞這類活動量比較大的運動，何時可以恢復進行？

　　基本上，在傷口復原、體力也許可的情況下，就可以依照循序漸進的原則，開始恢復喜愛的運動。尤其是跟著音樂跳舞，可以同時得到運動和提振心情的效果。像是一些病友組成跳 Zumba 舞的社團，在輕快節奏與小團體帶動激勵的氣氛下，許多人都覺得既紓壓又能緩解疲憊，是很好的復健方式。

只是要提醒，如果是在放射線治療期間或剛治療完成後，最好先要避免游泳，以免水中微生物或氯等化學物質刺激照射處皮膚，造成皮膚傷害；化療期間也最好避開去湖泊、海邊游泳及泳池游泳，避免細菌或寄生蟲引發感染。

> **Q** 哪些運動有助於預防乳癌復發？
> 該做到什麼程度才有效？

運動對健康的好處真的說不完，最實際的就是能夠降低癌症復發風險。因為持續的運動習慣，可促使體內新陳代謝趨於平衡、強化血液循環、促進淋巴排毒、紓壓、控制體重，並可增強免疫力，減少體內雌激素，達到預防效果。

美國運動醫學會在 2018 年的統合研究指出，包括爬山、有氧活動像是快走、慢跑、超慢跑、游泳、騎自行車、打太極拳、跳舞、跳繩，以及重量訓練像是舉重等休閒活動，可降低 12% ～ 28% 的罹癌風險。

但要提醒的是，運動過少或過量，對身體健康都不是好事。建議適當的運動量，大概是每週 3 到 5 次、每次 30 分鐘包括有氧及阻力訓練的中強度運動。

中強度運動，指的是運動時自覺有點喘，但還可聊天的程度。中強度的運動，可以強化身體機能、活化細胞。

如果真的很累的時候，也不用勉強運動。可改為每次 10 分鐘、少量多次為原則，把每週累計運動總量達到 150 分鐘即可。

最容易在日常生活中養成運動習慣的項目，就是健走。只要加些小巧思，讓運動變得更有趣，就容易每天做到、讓運動量積少成多。可以試試看這樣做：

設立短期與長期目標

每個人狀況不同，不需要跟他人比較，跟醫師討論後依據自己的身體狀況，設定短期與長期目標。

把走路融入生活

無論是走路去買午餐，吃飽飯後去散步，遛狗，或是搭捷運公車提前一、兩站下車走路等，都是很好的運動，累積加起來就能達到運動效果。

找人一起健走

無論是家人、朋友或是同事，都是很好的支持夥伴，跟人

一起健走也可以聊聊天、交流，讓健走不乏味。

記錄自己的運動狀態

善用計步器、運動手錶等，記錄每天走的步數，透過數據明確看到自己的進步，也能增進信心。

適時獎勵自己

一旦達到設定的目標，別忘了給自己一點獎勵，能讓身心更愉快。

Q 常常運動能夠降低壓力荷爾蒙的原因？

保持運動習慣還有一個很重要的好處，就是讓心胸開朗。

臨床上真的見過許多病友，在確診癌症前，歷經了生活上的重大打擊，像是離婚、親人離世、工作挫折、學業困擾、人際關係不順等等。

真的不要小看精神壓力對身體造成的影響。長期抑鬱、緊張生活或日積月累的精神壓力、以及要求完美、過於自律的個性，都容易讓自己站進癌症復發候選人的行列。

從醫學角度看,人在面對精神壓力時會分泌一種稱為腎上腺皮質醇(Cortisol)的物質,用來調節身體對外來刺激的反應,因此腎上腺皮質醇又被稱作壓力荷爾蒙。

多項研究顯示,腎上腺皮質醇過度分泌及持續處於高水平與許多健康問題及疾病有關,包括抑鬱、內分泌失調、高血壓、糖尿病、心腦血管疾病、癌症及免疫系統失調等。

運動就是紓緩精神壓力的方式之一,選一個你喜歡的運動去做吧,健走、跳舞、登山,還有最近流行的超慢跑,都好,試試看。

除此之外,冥想、呼吸練習、放鬆瑜伽、愛笑瑜伽等,也是有效的壓力管理技巧,都有助降低癌症風險。

預防乳癌復發的飲食原則和營養品

Q 想要預防乳癌復發,可以怎麼吃?

預防乳癌復發的飲食原則包括:

1. 適當地節制口慾，維持理想體重

肥胖與癌症有密切關係，肥胖是腫瘤的危險因子，特別是乳癌，但是體重過輕也會使抵抗力降低，容易感染疾病。因此，維持理想體重是身體健康的基礎。

研究顯示，肥胖的婦女不但罹患乳癌機率比較高，復發死亡機率更比 BMI 值正常者增加 38%、遠端轉移機率更高達 50%。此外，BMI 值每增加 1，復發機率會增加 0.7%。所以避免復發的首要原則，是管理好自己的體重，維持理想的身形。

Box:BMI 值與需要熱量

計算法

1. 首先要確定個人的理想體重：身體質量指數（Body Mass Index, BMI）

    a. BMI= 體重（公斤）/ 身高（公尺）^{2}（正常 BMI：18.5～24）

    b. 標準體重 =22× 身高（公尺）^{2} ±10% 範圍內為正常

2. 依體位求出熱量需求量：

    a. 體重較輕者（< 理想體重 10%）：每公斤理想熱量為 40～50 大卡。

    b. 理想體重者：每公斤理想熱量 35～40 大卡。

    c. 體重過重者（> 理想體重 10%）：每公斤理想熱量為

30～35 大卡，但治療期間不宜減肥，應待完全復原後再與營養師討論。

2. 均衡攝食各類食物，記得每天至少吃 4 份蔬菜 3 份水果

沒有任何一種食物含有人體需要的所有營養素，為了使身體能夠充分獲得各種營養素，必須均衡地攝食各類食物，不可偏食。

台灣癌症基金會提供的口訣「彩虹蔬果 579」，其中的 7 份蔬菜水果，是給成年女性建議份量，也是提醒多吃各種色彩繽紛的蔬菜水果。既有纖維幫助維持腸道好菌相，還有抗氧化物、植化素，減少罹癌風險。

無論蔬菜或水果，一般來說『一份』大約是一個普通飯碗的量。

3. 避開油脂陷阱

高脂肪飲食是乳癌的危險因子，因此可運用以下原則來避免油脂攝取過多。

1. 選用瘦肉：瘦肉旁附著之油脂及皮層應全部切除。
2. 烹調時，應多利用清蒸、水煮、清燉、烤、滷、涼拌

等各種不必加油的烹調方法,並可利用調味品,如:糖、醋、花椒、八角、五香、番茄醬、蔥、蒜或芥茉,以補充低油烹調的缺點及促進食慾。
3. 烹調選用植物油,例如:橄欖油、葵花油等,避免選用動物油如:豬油、雞油。
4. 避免油炸方式烹調食物。
5. 用煎、炒方式製作時,以選用少量的植物油為宜。肉類滷、燉湯時,應於冷藏後將上層油脂去除,再加熱食用。烤雞或烤肉的汁及滷肉的濃湯,均含高量的脂肪,最好少吃。
6. 改選低脂或脫脂乳製品。

4. 飲酒要節制

有研究指出,飲酒過量會增加乳癌的發生率,因為酒精會促進荷爾蒙的分泌與活性,因而增加乳癌的發生與復發。但禮貌性、少量的社交飲酒是沒問題的,不必過於擔心。

5. 多喝水促進排除身體廢物

水是維持生命的必要物質,多喝水可以幫助身體代謝,排除廢物,所以每天至少應攝取 1500~2000 ml 的水。

要提醒的是,想要降低乳癌復發的風險,除了建立運動和飲食好習慣,需長期使用的藥物,務必遵守醫囑按時服用,並且一定要記得定期回診。這不但能早期發現復發徵兆、降低復發風險,還能持續更新並調整藥物治療計畫,改善因為治療而出現的併發症和不適症狀。

> **Q** 補充營養品會刺激癌細胞生長嗎?飲食上有沒有特殊禁忌?

這是病友最關心、也最常提出的問題。其實不論哪一種天然食材或是營養品,都要注意不要依賴單一營養品,或是過量攝取。養成均衡飲食的習慣、不偏食,這絕對是維持健康的第一要件。

當然在治療過程中,食慾不佳或是進食困難的時候,可以考慮使用市面上的癌症專用特殊營養品配方。建議先諮詢營養師,了解如何補充最適合自己的營養品。

一般而言,除了均衡飲食原則,也可以攝取維生素B群、維生素D、鈣、鐵、鋅、魚油等營養素。但要注意,如果已吃了綜合維他命,又額外補充其他單一維生素,需要計算是否攝

取過量,反而影響健康。

此外,對乳癌患者來說,以下這些營養品,在使用前,最好先詢問醫療團隊:

- **山藥、大豆、月見草等萃取營養品**:這些食物內含有植物性女性荷爾蒙,若服用萃取過製成膠囊或是錠劑的健康食品,就會有濃度過高的問題。但是也不用太過緊張,若是一般早餐喝杯豆漿或有時吃頓山藥排骨,是不會有問題。

- **人蔘、靈芝、牛樟芝、冬蟲夏草菌絲體、蛹蟲草、巴西蘑菇和苜蓿芽**:在患者服用免疫抑制劑、抗排斥藥物時,這些營養品會不會跟治療藥物產生交互作用、進而影響藥物療效或導致疾病惡化,有待商榷或進一步研究。此外,保健品的原料來源是否含有重金屬影響身體健康,也是需要考量的重點。

- **益生菌類**:在進行化療等療程中,可能有血球和體力下降的狀況,本就建議熟食以免細菌感染。而發酵乳、益生菌和優酪乳中,含有較大量的活菌,且放在室溫環境也可能讓菌種增生,為了避免不必要的困擾,通常不建議治療期間服用。至於治療完成後,可與醫師

討論過後再決定是否需要服用，或是挑選適合菌株的產品。

- **燕窩**：燕窩含有微量的荷爾蒙成分，例如雄性激素、雌激素、黃體素、濾泡刺激荷爾蒙等，如要補充務必諮詢醫師的意見。但目前國際上也並未有確實的證據，指出食用燕窩會提高乳癌的風險。
- **雞精**：雞精屬於濃縮物，對身體虛弱者可以當成輔助性補充品。但雞精大多高鈉、高蛋白質，如果癌友本身就有高血壓、腎功能不佳的話，最好限制少量，1天以1瓶為限。同時也不要把雞精當作正餐，容易造成熱量不足、營養不均。

每一位癌友的身體狀況都不盡相同，即使同樣的期別、做了同樣的治療，也不代表適合甲的營養品，對乙來說也有相同好處。建議想要補充營養品，尤其是高單位萃取的補充品前，務必和醫師、藥師、營養師詢問，才能補得安心又得到效益。

記得要均衡且適量的攝取天然食材，但偶爾小小放縱，吃到一點點加工食品，也不要太糾結擔心，保持愉快的進食心情，也是防癌訣竅。

小心骨質疏鬆，
還有環境塑化劑與雙酚A

Q 乳癌患者比較容易骨質疏鬆嗎？如何改善？

對一個健康女性來說，雌激素是維持骨骼強健的主要荷爾蒙。停經後婦女因為血中雌激素濃度下降，會導致骨質流失，而對罹患乳癌的病友，則可能因為化療治療、荷爾蒙藥物治療，導致骨質疏鬆比一般女性更早發生、更嚴重，乳癌病人的骨折機率比一般婦女大約增加了31％。這些因素包括：

- 化學治療造成的停經提早。
- 停經前乳癌婦女為了乳癌治療所做的卵巢切除。
- 停經前乳癌婦女使用 GnRH 相似物抑制卵巢功能。
- 停經後乳癌婦女使用芳香環酶抑制劑（復乳納、安美達及諾曼癌素等）。

骨質疏鬆通常沒有明顯症狀，若患者擔心有骨質疏鬆的問題，也可透過每2年一次自費骨質密度檢測，透過雙能量X光

吸收儀（DXA）檢查，只需要 5～10 分鐘即可無痛躺著完成檢測，準確測出骨密度。

建議乳癌病友養成良好的生活習慣、補充適量鈣片及維生素 D、規律的運動習慣、曬太陽，或接照醫囑使用抗骨質流失藥物來預防或改善骨質疏鬆。

> **Q** 常用香水、香味濃郁的乳液、沐浴乳、止汗劑等，對身體的影響？

注意日常生活用品，是否包括塑化劑這類環境荷爾蒙的成分，盡量避開。

現在健康意識抬頭，大多數民眾對於塑化劑的危害，都已經有了基本認識，會注意少用塑膠袋承裝熱食、日常用品也減少塑膠製品。

但其實塑化劑不只藏在這些塑膠品中，女性日常愛用的香水、香味乳液、薰香用品等，其實也都暗藏塑化劑。

塑化劑或稱增塑劑、可塑劑，是一種化學添加劑，最大用途是可以提高聚氯乙烯（PVC）等聚合物的柔軟度、柔韌性、伸長率和耐久性。

塑化劑又可分為：低分子塑化劑，可用來作定香劑，以保持顏色、香味或光澤，常用在化妝品、保養品與個人照護用品；高分子塑化劑，常用於軟性塑膠產品及建築材料中，如：兒童玩具、PVC 保鮮膜、食品包裝材料、室內裝潢的地板或牆壁、藥品或保健食品的膠囊等。

由於塑化劑具有環境荷爾蒙特性，其毒性會造成內分泌失調，包含類似女性荷爾蒙作用，長期大量接觸可能會對生殖健康造成影響，包括：不孕及引發乳癌等。

除了塑化劑，其他包括防腐劑、酚類化合物如雙酚 A、重金屬等人造的化學物質，都屬環境荷爾蒙。常見可能引起環境荷爾蒙危害的品項，包括寶特瓶、塑膠飲料杯、防油紙袋、香水、止汗劑、潤膚霜、指甲油、髮膠、殺蟲劑等，甚至電子發票可能都含有雙酚 A。

想減少環境荷爾蒙的危害，可以從慎選保養品開始。最簡單的自保方式是選擇「香味不太濃郁、香味不會維持太久」的品項，也可檢測成分，避免使用磷苯二甲酸二乙酯（DEP）的產品。

第十二章

復發警訊與治療

♥ 43 歲的小蘭：
一再面對療程「重修」難題

乳癌病友常自娛，生病之後會變成「5 年 1 小考、10 年 1 大考」的考生。但小蘭是的確是比較辛苦的個案，她的考試到目前為止，沒有一次安全過關。

小蘭是在大約 10 年前診斷出乳癌一期，後來發現有淋巴轉移，躍升到二期。當時，她選擇腫瘤切除乳房保留手術，接著做化療與放療。追蹤近 5 年，好不容易捱到追蹤期滿，快要畢業了。

沒想到，原本以為即將拿到的畢業證書，在 5 年期滿前的兩個月檢查發現又復發了。小蘭這次選擇乳房全切除，她說一定要把所有的壞東西都從身體裡完全根除。開完刀，所有化療、放療的療程又都重來一次。

小蘭說，生病前的自己是個肉肉的女生，經常熬夜，也偏愛西式飲食。發現復發之後，她變得注重生活作息，要求自己每天晚上 11 點前一定要去睡覺，也開始上健身房運動。

她也對自己說，工作上別再那麼要求完美，該下班就下班，不要太給自己壓力。因為沒有結婚，父母親不需要她奉養，所以有時間就帶著爸媽出國旅行，自認每一天都過得非常愉快，頂多是有時候覺得一個人住有點孤單。

日子一天天過去，小蘭即將再度來到定期追蹤回診 5 年屆滿的時間點，眼看著她的重大傷病卡在這個月就可以失效，她也跟我說，想安排時間拿掉人工血管，我們都相信，這次一定可以過關畢業。

萬萬沒想到，她前陣子因為頸肩痠痛掛號看骨科，才發現可能有骨轉移。回院做了電腦斷層和核磁共振等檢查，我們都抱著一絲希望是假警報。然而，影像檢查證實，小蘭不但骨轉移多處，肺部還有不明黑點。

那天小蘭崩潰哭得無法控制，「5 年的關卡怎麼會這麼難

以克服？我到底做錯什麼？難道大家說的健康生活方式，都是騙人的嗎？為什麼又是我？」她說自己像在鬼打牆，怎麼治療都還是逃不過癌細胞，這次不想再治療了。

我陪著她哭到淚乾，請她回家後先好好休息，再做決定，也告訴她有問題就找我。

聽報告後隔了好幾天，小蘭傳訊息給我。她說自己剛剛把乳癌又復發的消息告訴了媽媽。70多歲的媽媽聽了大哭。「看到媽媽的淚水，我覺得自己好不孝啊！」母女兩人抱頭痛哭，媽媽說她會一直陪著，希望女兒不要放棄。於是，小蘭決定，「好吧，就再拚一次吧！」

回診的時候，小蘭說：「我想通了。老天雖然每5年就要出考題，但也沒有把我死當，反倒讓我高分被當，還有重修的機會。」

「我覺得，老天並不吝於給我生命的時間長度。也許就是生病，我才能把重心放在生活、放在爸媽身上，是不是這樣，我反而過了更有意義的每一天呢？」這是小蘭分享的心得，她繼續朝向通過5年關卡的目標前進。

Q 乳癌容易復發或轉移的部位和時間點？

首先要跟病友們說的是，乳癌已經有多元的精準治療方式，即便復發、轉移也都能透過區分不同亞型，找出合適的治療方式，幫助延緩腫瘤惡化，延長生命。

乳癌的復發部位包含局部復發，例如胸壁、腋下、鎖骨上淋巴腺；以及遠處轉移，像是骨骼、肺臟、肝臟、腦部等（見圖表 12-1）。

統計發現，乳癌病友在接受手術並做完化療、放療或標靶藥物等輔助治療之後，有人在 2 年內復發；有的人在 5 年、甚至 10 年後會復發或轉移；甚且有病人是在發現乳癌 20 年後復發。因此一般建議追蹤期至少 5～10 年以上。癌後定期追蹤真的非常重要，千萬不可輕忽了。

提醒大家務必遵循醫囑配合治療與追蹤，不只能早期發現異狀，也能降低復發風險，因此不需要成天擔心復發。但若身體出現不適，仍建議回診與醫師討論。

圖表12-1 乳癌常在哪些器官發生轉移及檢查方式

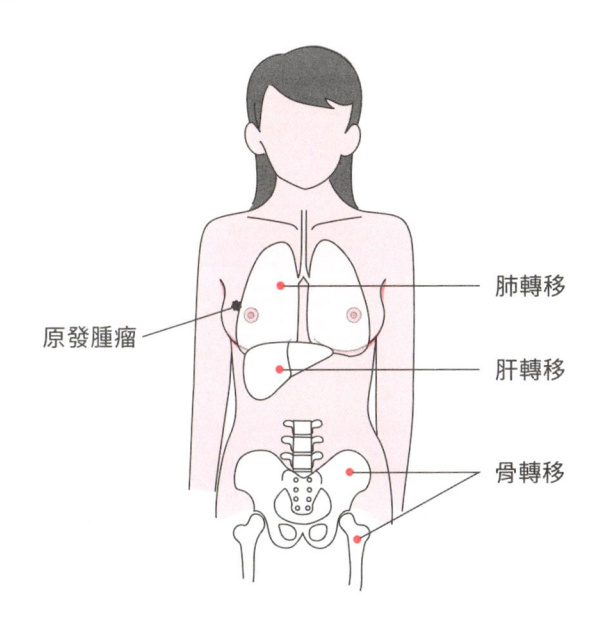

原發腫瘤
肺轉移
肝轉移
骨轉移

轉移器官	常見症狀	檢查方式
骨頭	特定部位的骨頭疼痛，休息也不會好轉。	骨骼掃描
肺臟	咳嗽、喘不停、呼吸困難等	電腦斷層
肝臟	黃疸、疲倦、腹痛、腹水等	腹部超音波、電腦斷層、磁振造影
腦部	頭暈、頭痛、視力模糊、四肢無力、步態不穩等	腦部磁振造影（較佳）、電腦斷層

資料來源：台北榮總乳房醫學中心，連珮如整理

Q 確認乳癌復發心緒慌亂，怎麼辦？

乳癌復發轉移，先從自己的需求出發，了解治療概況，再與醫師溝通。

剛開始，你可能會處於震驚與無助當中，不知如何是好。但是仍要請你靜下心來，想想在治療期間，什麼事最重要，是治療成效或是生活品質？還是費用？先從自己的需求出發，同時了解有哪些治療選擇，更能確保獲得最適當的照護。

在近 20 年的臨床經驗中，我藉由許多病友曾有的提問，分成「復發病情概況」、「治療」、「生活」三大面向，整理出提問重點，可做為你和醫療團隊討論的參考（見圖表 12-2）。

Q 復發轉移時，就需要作次世代定序（NGS）嗎？

黃其晟醫師解釋，倘若轉移性乳癌患者，經過數種的標準治療，但仍持續惡化的情況下，根據治療準則，大概就只剩下化學治療的選項。

但就乳癌患者而言，雖然已經經由病理組織報告分成不同亞型乳癌，但每個患者的乳癌所帶有的基因突變，都有其特色，因此精準醫療的目標，是找出更多的腫瘤傳遞路徑發生了什麼變異，利用現階段已經上市的標靶藥物、化學藥物或免疫治療來進行治療；或是據此來研發更新、更精確治療的藥物。

因此身體狀況尚可接受治療的晚期癌症患者，在沒有經濟問題的前提下，接受 NGS 的檢測，或許有機會找到可嘗試使用的藥物。

但是像 NGS 這樣的基因檢測，依然製造了一些新的問題。比方說，當找到的突變所可使用藥物的適應症（indication）不包含乳癌時，癌友用藥就產生非適應症使用（off-label use）的狀況，萬一發生致命性的副作用，就可能無法申請藥害救濟等等。

但除了這些狀況外，精準醫療絕對是現今與未來癌症治療發展的重要方向。因此，健保署自 2024 年 5 月起，針對 19 大類癌別，提供每位病人一生有 1 次 NGS 檢測，由健保給付的機會。

NGS 基因檢測健保給付在乳癌方面，是提供第二期以上或轉移性三陰性乳癌的部分給付。

圖表12-2 乳癌復發轉移的提問參考單

關於乳癌復發／轉移的概況

❓ 罹患乳癌的亞型為何？
  ☐ 荷爾蒙受體（ER/PR）陰性、HER2 陽性
  ☐ 荷爾蒙受體（ER/PR）陽性、HER2 陰性
  ☐ HER2 弱陽性
  ☐ 三陰性：荷爾蒙受體（ER/PR）陰性、HER2 陰性

❓ 腫瘤復發、轉移的狀況為何？
  ☐ 局部復發
  ☐ 腦部
  ☐ 骨頭
  ☐ 淋巴
  ☐ 肝臟
  ☐ 肺臟
  ☐ 其他部位＿＿＿＿＿＿

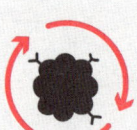

關於治療

❓ 請問疾病可以根治嗎？

❓ 我現在接受什麼治療？

❓ 我可以有什麼其他的治療選擇？哪一種最適合我的狀況，為什麼？

❓ 各種治療選擇中，各自的優、缺點或差異是什麼？治療的成效為何？

❓ 治療會出現哪些副作用、併發症，或後遺症嗎？

❓ 隨著治療進行中，每一次治療的問題皆不同，包括併發症、身體外觀、體重改變等，若有身體上的疑慮，也隨時跟醫師說。

💬 如果您還有其他想了解的問題，建議您也可以紀錄下來，並於就診時提出。

關於生活

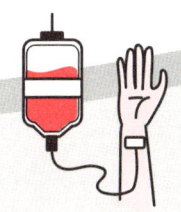

- ❓ 有沒有副作用比較少、身體負擔小、不會影響生活的治療選擇呢？
- ❓ 除了化療之外，有沒有其他治療選擇（例如：標靶藥物）？
- ❓ 治療療程需要多少時間，需要住院嗎？後續，多久需要回診一次？
- ❓ 治療都會提及可使用多久（X 個月、X 次），如果達到治療期限或次數，後續該如何是好？
- ❓ 如果狀況控制不好，還有其他治療選擇嗎？有哪些選擇？
- ❓ 後續多久的時間會評估一次治療是否有效？如何評估？
- ❓ 如果經濟狀況無法負擔治療，有哪些方法可解決？可以去哪裡尋求什麼協助？

- ❓ 治療過程中，我還能維持正常工作，或正常的生活作息嗎？
- ❓ 我是否須要辭去工作，或需要他人照護？
- ❓ 治療後，生活是否還能維持正常？是否還能有正常性生活？
- ❓ 是否能維持日常的運動習慣嗎？多做哪些運動會有幫助？
- ❓ 如果治療產生副作用，該怎麼辦？
- ❓ 過去服用的保健品（例如：鈣片、維他命、益生菌……等），是否還可以繼續吃？
- ❓ 飲食上，是否有哪些需要注意的地方？可以喝補湯嗎？還是需要特別買營養品？
- ❓ 如果總是食慾不振或嚴重嘔吐（副作用太強），該如何是好？
- ❓ 如果在治療過程有什麼疑問，我可以在哪裡得到幫助？
- ❓ 治療的費用大約會是多少？治療是否有可能想請領保險理賠？證明文件需要到哪裡請領？

Q 轉移性乳癌的治療方式？

乳房外科蔡宜芳醫師表示，一旦乳癌病人出現症狀，或者追蹤檢查發現可能復發或擴散跡象，醫師會在第一時間安排全套檢查，包括影像（超音波、X光、骨頭掃描、電腦斷層、核磁共振等）、病理、血液等檢查，確認是局部還是全身擴散轉移？轉移部位腫瘤大小、荷爾蒙接受體、腫瘤基因變異例如HER 2 等，根據腫瘤特性決定治療訂出治療策略。

轉移性乳癌主要以全身性治療為主，包括化學治療、荷爾蒙、標靶治療和免疫療法。臨床上根據病人狀況決定給藥。

至於能不能開刀再切除腫瘤？以往認為晚期乳癌病患以全身性藥物治療為主，現在則認為，如果經過完整檢查和評估，第四期病人經過藥物治療，腫瘤有縮小，醫師評估後仍有機會手術。

除了控制延緩腫瘤惡化，轉移性乳癌另一個治療重點是控制因為器官轉移造成的症狀，保有生活品質。比方骨轉移常常造成癌友嚴重的骨頭疼痛、脊椎壓迫、甚至骨折等，除了可選擇放射線治療減緩疼痛不適，另有俗稱補骨藥物和「補骨針」，用來抑制破骨細胞活性，減輕疼痛和避免骨折。

Q 安寧照護就是放棄治療？

許多人一聽見安寧治療，直覺就想成是「放棄治療」。

不是的，安寧療護的目標，是當疾病從可治癒走向「無法治癒」的時候，醫療專業人員仍然努力去提升病人甚至家屬的舒適感，減少痛苦。安寧療護絕不是放棄治療，而是將目標從「治癒疾病」轉向「全人的照顧」。

安寧療護結合了醫師、護理人員、心理師、社工與宗教相關人士，共同為病患於生命末期的照護，提供一個包涵身體疾病、心理、社會以及心靈各個層面的積極而完整的高品質醫療環境，協助病患面對生命最終的時光，降低其痛苦至最低的程度，同時享有生命之尊嚴，也幫助病患家屬心理調適。

在癌症療程裡，我們當然會懷抱希望、相信醫療團隊的努力，但一定也會有要面對「捨得、放下」的那一天。

接受「我可能不行了」這樣的念頭雖然不容易，但是醫療人員真的也要不吝嗇或不避諱去告訴患者：「我們有善終的選擇權。」

我曾經服務過的一位病人，50多歲左右。她在40出頭的時候確診乳癌，一直積極做治療，本來都維持得很好，但是後

來還是復發。

復發的時候,她最小的女兒還在念小學,心裡最放不下的,就是這位小女兒。她告訴我,好希望能陪著小女兒長大,想要再多努力一下。

但其實復發的時候,她的狀況就不是很好,化療的副作用嚴重,看得出來因為捨不得小女兒,撐得很辛苦。

那一天,我到病房看她,主動提問:「你有沒有傾聽自己心裡的聲音?」

她的眼睛立刻泛起淚水,輕聲地說,「我知道醫療團隊已經盡力最大努力了,但顯然治療效果遠遠不如預期。雖然我很捨不得離開,可是我覺得好累啊⋯⋯。」

巧合的是,那天剛好有一位「前室友」來探病。原來兩人曾在同個病房當隔壁床的鄰居,她是因為先生肝癌晚期,曾入住北榮的安寧大德病房。

「如果我們沒有辦法繼續撐下去,其實更要好好想一想,我想要怎麼結束,」前室友這麼說。病人看著我們,靜靜點了點頭。

於是在醫師與病人、家屬多次會商後共同決議下,這位病人開始接受安寧共照。就在那年的母親節,安寧共照師和個管師連同家屬,一起在病房幫病人辦了非常溫馨的母親節聚會,

她的小孩、家人，每個人都來到病床前，跟媽媽講一句心裡的話，非常感人。

病人後來還是走了，但家屬很感謝有個可以把心裡話及時說出來的機會，不會在最後只記得媽媽被病魔摧殘的模樣，而能夠「道歉、道愛、道謝、道別」，溫暖、感恩地陪著她走完最後一哩路。

後記

有緣做你的生命陪跑員

　　天注定走這條路，當上台北榮總第一位乳癌個管師。現在想一想，走上護理之路，可能是老天爺賦予我這輩子的使命，當年聯考的時候，老天就給了我不多不少、剛好進入國立台北護專的分數。1987 年畢業後，先到三軍總醫院從事臨床護理，1989 年就到台北榮民總醫院的一般外科病房服務，期間更利用公餘時間進修，汲取更高深的專業知識，2005 年完成大學學位，接著因緣際會，2007 年 7 月開始接受外科的專科護理師訓練。

　　老天爺在這時刻，又派給我新的任務。由於政府在 2005 年 3 月，頒布「癌症診療品質保證措施準則」，委託包括台北

榮總等 10 家醫院，發展乳癌、子宮頸癌、肺癌、大腸癌、口腔癌及肝癌等六種癌症核心測量指標，並著手建立前述六種癌症診療的資料庫。也因此，醫療現場創設「癌症個管師」的職位。

2008 年，院方為了準備參加癌症醫療品質認證，因此需要成立多專科團隊，當時醫院的督導長告訴我，乳癌團隊需要一名個管師，問我有沒有意願。

對於「癌症個管師」這個新奇的職務，我沒有任何前例可以參考，不確定自己有沒有能力勝任，不敢隨便答應。督導長看出我的猶豫，突然叫我跟著去她的辦公室。

一走進去，就見到慈眉善目的觀世音菩薩坐鎮其中，「你來問觀世音菩薩，如果連續擲出 3 個聖筊，那就是你了。」

抱著姑且一試的心情擲筊，3 個聖筊應聲落地，指引我走向個管師、20 年的臨床服務之旅。

剛踏入個管師領域，發現自己需補強的知識還很多，也很想理解乳癌是如何確定診斷和治療，於是我主動去請教當時的團隊召集人曾令民醫師。

我詢問曾醫師，能否到門診了解醫師如何告知乳癌患者確診的「壞消息」、想親身貼近癌友的心情，並且理解乳癌治療與各項檢查的種種細節，因為我相信，這些都是我要勝任「乳

癌個案管理師」這個職位，必須了解的知識。非常感謝曾醫師不厭其煩的教導、推薦相關乳癌書籍、提供乳房醫學會的相關會議時程，幫助我充實最新乳癌相關資訊，感謝乳醫中心的醫師們對我的認可和支持，在督導長們的帶領下，讓我能在工作上盡情發揮，也謝謝共事的個管師與護理同仁和我一起成長。

每當在門診看到被宣布乳癌的姊妹們，深陷不安與傷心的當下，總不由自主往前遞上紙巾，拍拍她的肩膀。等醫師說明完畢，我會向病人自我介紹：「我是你的個管師，請不要太擔心，接下來治療的路，我會陪伴著你。」

我也發現，醫師的臨床工作量極大，能給病人的時間有限，病人常常是帶著疑惑與不安踏上乳癌治療旅程。因此，我默默許下心願，要好好陪伴病友。

我從製作乳癌治療紀錄本開始，介紹乳癌的腫瘤型態，方便我向病友說明接下來她需要接受什麼治療，以及簡單的副作用照護說明。

如果遇到單親媽媽或者剛剛懷孕、卻確診乳癌的準媽媽及大姊們（我剛當個管師時，大都稱呼癌友「阿姨」，隨著自己年資加深，現在只能喊年長患者「大姊」），我的心情常常隨著她們起落，捨不得她們受苦。所以我告訴自己，一定要好好幫助她們走過這段生命中的意外旅程。

我是個愛哭的女生，面對遭逢乳癌打擊的姐姐和妹妹，聽著她們訴說自己的憂懼，常常得壓抑自己的情緒。

　　但聽著聽著，眼淚就不爭氣流下來，或許是因為這樣，許多我陪伴過的病友都稱呼我「珮如（姐）」，病友常常說我是她的貴人。其實，她們也是我的貴人，幫助我學習精進乳癌照護專業知識，她們也在復原痊癒後，大方分享經驗給我認為需要協助的病友，因為過來人的一句話，可以提升新病人的治療信心。

　　還有病友具備美術專長，幫助我完成衛教資料的插圖。有些病人只要回醫院追蹤檢查，一定會來相見，讓我知道她們一切安好。

　　每位病友都是我的貴人，有緣做你們的生命陪跑員，豐盛我的人生經歷，非常感恩。

給我愛的珮如

姐姐～祝妳生日快樂
認識妳兩年了，每次
看到妳都是充滿活力
和溫暖～真的是阿棠
心中太陽的存在。
每次治療的時候，只
要看到妳和阿民在訪問
我就覺得好像可以順
利的感覺了。謝謝妳

　祝 天天快樂、平安
願妳完成所有的夢想

　　　　　　　棠棠♡

後記　有緣做你的生命陪跑員　　273

附錄

附錄 乳癌病理報告常見英文／中文對照

類別	英文名詞	中文名詞
乳癌類型	Tis	原位癌
	DCIS（Ductal Carcinoma in Situ）	乳管原位癌
	Non-Invasive Breast Cancer	非侵襲性乳癌
	Mucinous Carcinoma	黏液型乳癌
	Invasive Ductal Carcinoma	侵襲性乳管癌
	Invasive Lobular Carcinoma	侵襲性小葉癌
	Paget's Disease	柏哲德氏症
癌症分期	TNM ▶Tumor（T） ▶Lymph nodes（N） ▶Metastasis（M）	乳癌的病理分期 腫瘤大小 淋巴結 遠端轉移
	Bloom-Richardson grades	乳癌細胞分化等級（BR等級）
	Differentiated ▶Well differentiated ▶Moderately differentiated ▶Poorly differentiated	分化程度 ▶分化良好 ▶中度分化 ▶分化差
	Sentinel node	哨兵淋巴結（前哨淋巴結）

類別	英文名詞	中文名詞
手術切除邊緣	Margins of resection	組織邊緣
	Negative margins	表示在組織邊緣沒有發現到乳癌細胞
	Positive margins	表示在組織邊緣發現到乳癌細胞
	Clear margin	表示組織切除邊緣乾淨
	Close margins	表示組織切除的邊緣與癌細胞相近
癌細胞表面接受器	ER（Estrogen Receptor）	雌激素接受體
	▶ ER+（ER-positive）	▶乳癌細胞對雌激素呈現陽性反應
	▶ ER-（ER-negative）	▶乳癌細胞對雌激素呈現陰性反應
	PR（Progesterone Receptor）	黃體素接受體
	▶ PR+（PR-positive）	▶乳癌細胞對黃體素呈現陽性反應
	▶ PR-（PR-negative）	▶乳癌細胞對黃體素呈現陰性反應
	HER2/neu（Human Epidermal Growth Factor Receptor 2）	第二型人類上皮生長因子受體
	IHC	免疫組織化學染色法
	FISH	螢光原位雜交法，用來判斷 HER2/neu 是否有過度表現
	Over Expression	Her2 蛋白就會在細胞膜上過渡表現

附錄 看懂乳癌病理報告的5個關鍵字

	乳癌病理分子生物標記
雌激素受體（Estrogen Receptor，縮寫 **ER**） 黃體素受體（Progesterone Receptor，縮寫 **PR**）	兩種不同的荷爾蒙接受體，皆存在於正常的乳腺細胞中。 如果乳癌細胞對 ER 或 PR 呈現陽性反應，表示癌細胞會受到荷爾蒙的刺激而生長，因此需接受抗荷爾蒙治療。 乳癌細胞含有越多的荷爾蒙接受體，對於抗荷爾蒙治療的效果越好。
第二型人類上皮生長因子受體（Human Epidermal Growth Factor Receptor 2，縮寫 **HER-2**）	細胞上的一種生長因子接受體。 如果 HER-2/neu 蛋白大量增加，可能會增強癌細胞繁殖能力，將影響乳癌的預後。如果乳癌細胞對 HER-2 呈現陽性反應，則需接受抗 HER-2 標靶治療，以提升治療效果。
腫瘤細胞分化級數（**Grade**）	分級 (Grade) 是病理上的分類，是根據腫瘤細胞在病理組織學上的分化程度而定。 一般分為三個等級，分化愈好的（也就是愈像正常組織的），級數愈低；分化愈差的，級數愈高。 分級的目的在評估乳癌的預後，進而決定最佳的治療方針。 | 分級	分化程度	
---	---	---
第一級 (Grade I)	低度惡性	分化良好
第二級 (Grade II)	中度惡性	中度分化
第三級 (Grade III)	高度惡性	分化差	
細胞生長分裂速度指數（**Ki-67**）	常用來檢測細胞的增殖率，比例越高表示癌細胞的生長分裂速度越快。

國家圖書館出版品預行編目（CIP）資料

乳癌，不怕！／連珮如著.-- 第一版. -- 臺北市：天下雜誌股份有限公司，2024.09
　　面；14.8×21公分. -- （美好生活；46）
ISBN 978-626-7468-45-6（平裝）

1.CST: 乳癌　2.CST: 健康照護　3.CST: 保健常識

416.2352　　　　　　　　　　　　　　　113012108

美好生活 046

乳癌，不怕！

作　　　者／連珮如
責任編輯／張曉卉
協力編輯／張奕芬、張齊方
封面設計／Javick工作室
內頁排版／邱介惠
內頁插圖／吳欣樺

天下雜誌群創辦人／殷允芃
天下雜誌董事長／吳迎春
出版部總編輯／吳韻儀
出　版　者／天下雜誌股份有限公司
地　　　址／台北市104南京東路二段139號11樓
讀者服務／（02）2662-0332　　傳真／（02）2662-6048
天下雜誌GROUP網址／http://www.cw.com.tw
劃撥帳號／01895001天下雜誌股份有限公司
法律顧問／台英國際商務法律事務所・羅明通律師
製版印刷／中原造像股份有限公司
總　經　銷／大和圖書有限公司　電話／（02）8990-2588
出版日期／2024年 9 月25日第一版第一次印行
　　　　　2024年10月 9 日第一版第二次印行
定　　　價／460 元

本書內容僅代表作者個人觀點及意見，並不代表本出版社的立場。
本出版社已力求所出版內容準確，惟該等內容只供參考，本出版社
不會就任何因本書而引致或涉及的損失或損害承擔任何法律責任。
ALL RIGHTS RESERVED

書　號：BCCN0046P
ISBN：978-626-7468-45-6

直營門市書香花園　地址／台北市建國北路二段6巷11號　電話／02-2506-1635
天下網路書店　shop.cwbook.com.tw　電話／02-2662-0332　傳真／02-2662-6048
本書如有缺頁、破損、裝訂錯誤，請寄回本公司調換

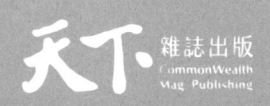

天下雜誌出版
CommonWealth Mag Publishing